ERNÄHRUNG UND SPORT

von

Sebastian Eggert

2., aktualisierte Auflage

Dr. Felix Büchner – Handwerk und Technik · Hamburg

Hinweis:
Wegen der besseren Lesbarkeit verwenden wir in diesem Buch meistens die männliche Form. Selbstverständlich sprechen wir aber in gleichem Maße alle Leserinnen an.

ISBN 978-3-582-56801-4 Best.-Nr. 4496

Verlag Dr. Felix Büchner GmbH & Co. KG – Handwerk und Technik GmbH,
Lademannbogen 135, 22339 Hamburg; Postfach 63 05 00, 22331 Hamburg – 2022
E-Mail: info@handwerk-technik.de – Internet: www.handwerk-technik.de

Satz und Layout: Roman Bold & Black, 50672 Köln
Umschlagmotive: iStockphoto, Berlin: Bild 1 (farroyofoto), Bild 2 (Arx0nt), Bild 3 (Gibson Pictures)
Druck: Himmer GmbH Druckerei & Verlag, 86167 Augsburg

Geleitwort zur 1. Auflage

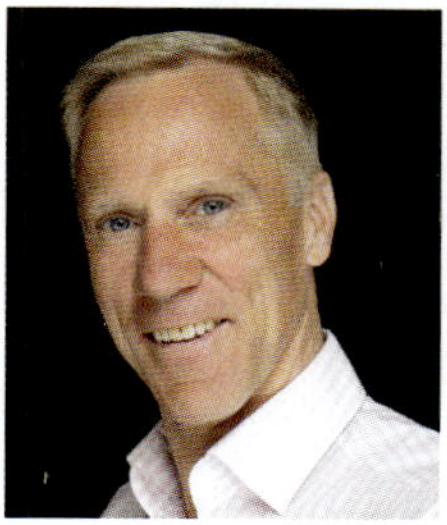
Foto: Monika Sandel

Liebe Leserinnen und Leser!

Wenn es doch so einfach wäre! Dabei beschäftigen wir uns tagein und tagaus damit. Womit? Mit dem Essen. Aber machen wir uns überhaupt Gedanken darüber, was wir essen? Ich glaube leider viel zu wenig, wenngleich wir dann meist nur an das Schlechte im Essen denken. Das ist aber zu schade, denn Essen und Ernährung sollten immer auch Genuss bereiten. Gerade für Sportler und auch für alle anderen Menschen, die täglich Leistung oder Höchstleistung erbringen, muss das Essen aber neben dem Genuss eine wichtige Funktion erfüllen. Es muss dem Organismus die verbrauchte Energie zurückgeben, für ausreichend Baustoffe sorgen, damit der Körper leistungsfähiger wird und den Körper stärken, sodass Leistung überhaupt möglich wird. Genau deswegen befindet sich im Betreuungsteam der Hochleistungssportler vor allem bei großen Wettkämpfen wie den Olympischen Spielen oder auch Weltmeisterschaften immer auch ein eigener Koch. Denn Ernährung darf man nicht dem Zufall überlassen, soll Leistung möglich werden. Es ist genau wie beim Auto – mit minderwertigem Sprit ist kein schnelles Autobahnfahren möglich. Ganz im Gegenteil sogar, der Motor wird bei schlechtem Sprit Schaden nehmen.
In dem vorliegenden Buch werden daher für die unterschiedlichen Anforderungen von Ausdauer-, Kraft- oder Spielsportlern sehr differenziert die theoretischen Grundlagen und praktischen Tipps für eine ziel- und passgenaue Ernährung beschrieben. Denn dazu muss man Einiges wissen: Wann esse ich was und wie viel? Und warum sollte man in bestimmten Situationen des Sports eher auf Eiweiße als auf Kohlenhydrate zurückgreifen? Spitzensportler überlassen die Leistung eben nicht dem Zufall. Das sollte auch kein anderer Sportler machen und auch nicht Schüler, Studenten oder hart arbeitende Menschen. Denn alle brauchen dafür das individuell abgestimmte Ernährungskonzept. Wie das geht, das lesen Sie in diesem Buch. Sport und Leistung brauchen Brennstoff und benötigen Baustoff – ohne geht selbst das beste Training schief.

Univ.-Prof. Dr. Ingo Froböse
Deutsche Sporthochschule Köln

Inhaltsverzeichnis

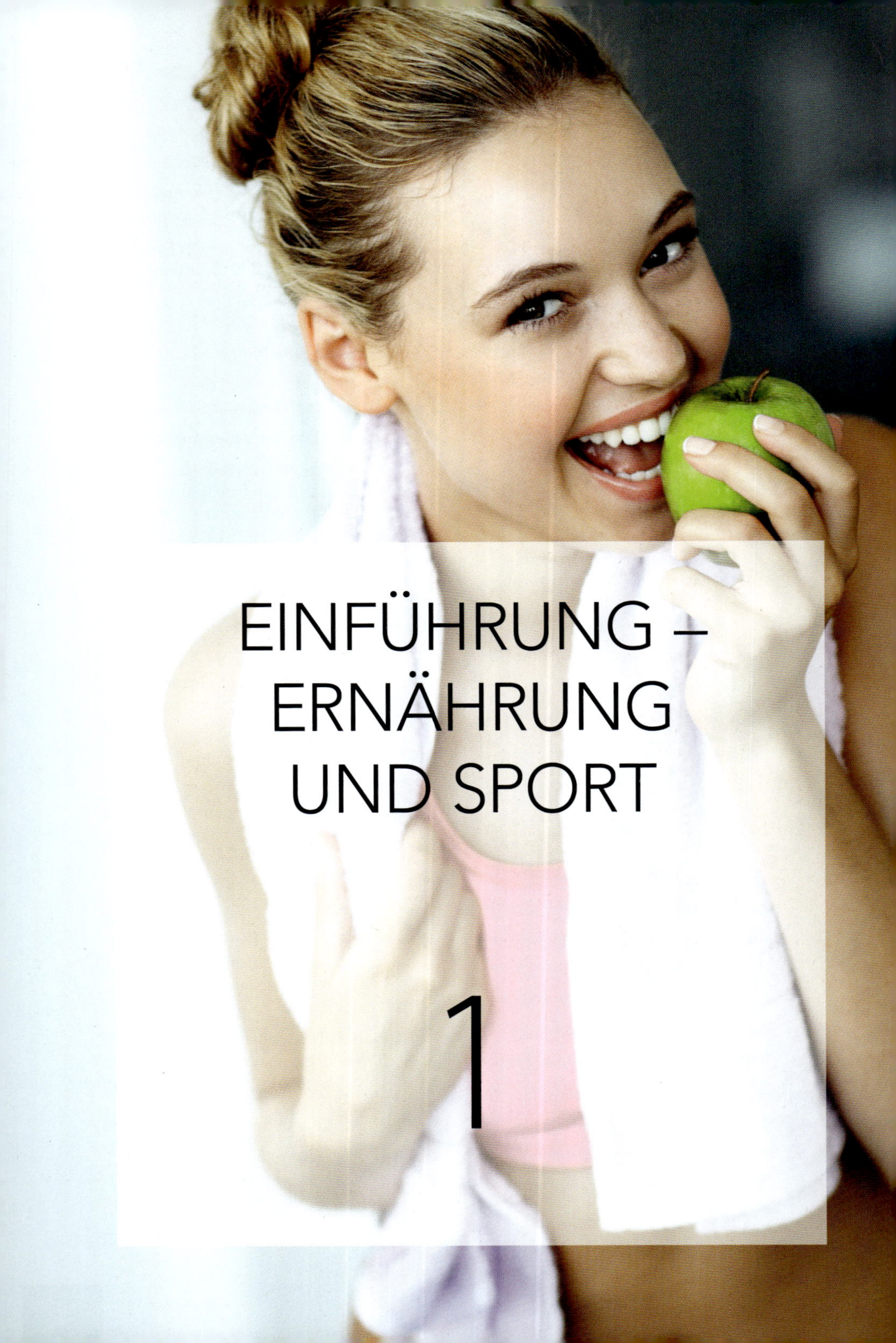

EINFÜHRUNG – ERNÄHRUNG UND SPORT

1

Was dich in diesem Kapitel erwartet

Was versteht man eigentlich unter Sporternährung? Wie unterscheidet sich die Sporternährung von der vollwertigen Ernährung (Basisernährung)? Wer benötigt eine Sporternährung und für wen ist die vollwertige Ernährung völlig ausreichend – für den Hobbyläufer, den ambitionierten Halbmarathoni oder den 10.000-m-Olympiateilnehmer? In diesem ersten Kapitel lernst du den Zusammenhang von Sport und Ernährung – die Sporternährung – erstmals kennen.

Es werden Besonderheiten aus der Sporternährung beschrieben. Welche Ernährungserfordernisse stellen die verschiedenen Phasen rund um den sportlichen Wettkampf? Was versteht man unter dem Zeit-Mengen-Problem? Auch wirst du über allgemeine Gesetzmäßigkeiten zur Steigerung der sportlichen Leistungsfähigkeit lesen, z. B. warum du durch regelmäßiges Training nach und nach besser wirst. Abschließend kannst du ein vereinfachtes Ernährungsprotokoll führen. Du kannst abgleichen, wie nah deine Ernährung an der „optimalen Ernährung" ist und was du verbessern könntest.

1.1 Einführung in die Sporternährung

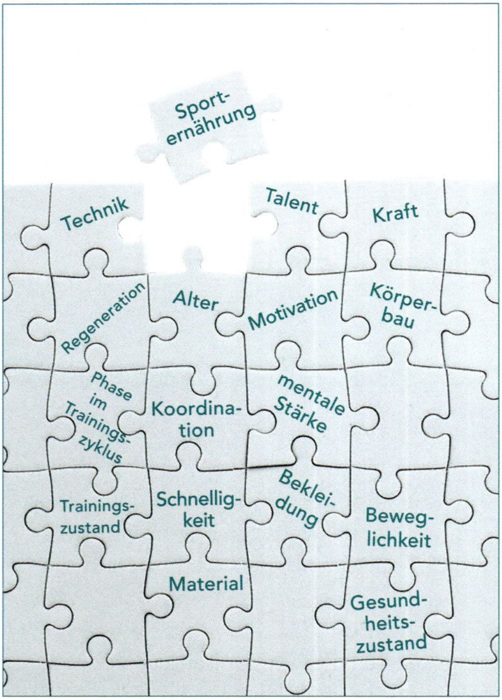

▲ Abb. 1: Einflussfaktoren der sportlichen Leistungsfähigkeit

Seit vielen Jahren versuchen Sportler, Trainingswissenschaftler, Sportmediziner, Biomechaniker, Techniker u. v. a. m., die Leistungsfähigkeit der Sportler zu verbessern. Während die klassischen sportwissenschaftlichen Disziplinen (Trainingswissenschaften, Sportmedizin, Sportpsychologie, Sportsoziologie usw.) schon lange und umfassend erforscht werden, rückt das Feld der Sporternährung erst nach und nach in den Fokus. Sportler, Trainer und Wissenschaftler wittern in der Sporternährung eine Reserve zur Steigerung der sportlichen Leistungsfähigkeit.

Je professioneller der Sport betrieben wird, umso bedeutender wird auch das Puzzlestück der Ernährung für die Steigerung der sportlichen Leistungsfähigkeit.

Ernährung und Sport, stehen also in einer Wechselbeziehung und können sich positiv wie negativ beeinflussen.
Diese Sportler äußern ihre Erfahrungen zu dieser Thematik:

Tim (16), Schwimmer: Wenn ich vor dem Training zu viel esse, bekomme ich Seitenstechen und mir wird schlecht. Nach dem Training habe ich meist so einen Hunger, dass ich zwei Pizzen verdrücken könnte.

Kira (17), Mittelstreckenläuferin: Als ich an einem heißen Sommertag vor dem Training zu wenig getrunken habe, musste ich meinen Dauerlauf abbrechen. Mir wurde richtig schwindelig.

Maria (19), Kickboxerin: Um die Gewichtsklasse für die Wettkämpfe zu erreichen, gehe ich vor dem Wiegen in die Sauna, trinke und esse sehr wenig. Bei uns heißt das „Gewichtmachen". So, wie ich mich dabei fühle, kann das nicht gesund sein.

Welche Erfahrungen zum gegenseitigen Einfluss von Ernährung und Sport hast du gemacht?

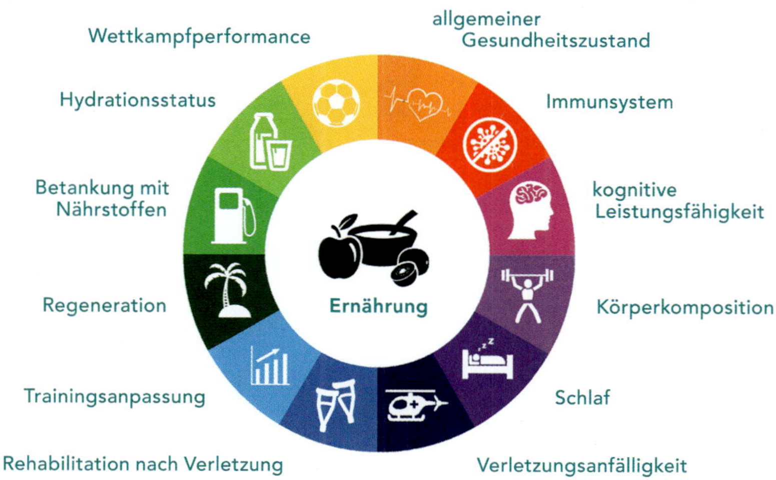

▲ Abb. 2 Einflussbereiche der Ernährung auf die sportliche Leistungsfähigkeit (nach Collins et al., British Journal of Sports Medicine, 2020)

Wechselbeziehung von Ernährung und Sport	
Sport beeinflusst die Ernährung	**Ernährung beeinflusst den Sport**
Marathonläufer, Gewichtheber und Basketballspieler haben in ihrer Ernährung viele Gemeinsamkeiten (Basisernährung als Grundlage), aber auch viele Unterschiede (Anpassung der Ernährung nach dem sportmotorischen Anforderungsprofil).	Die Ernährung (Essen und Trinken) vor, während und nach dem Training oder dem Wettkampf bestimmt u. a. den sportlichen Erfolg oder Misserfolg.

Kraft, Ausdauer, Schnelligkeit, Beweglichkeit und Koordination sind die fünf sportmotorischen Hauptbeanspruchungsformen. Das **sportmotorische Anforderungsprofil** einer Sportart beschreibt, wie wichtig die einzelne Beanspruchungsform für den sportlichen Erfolg in der Sportart ist.

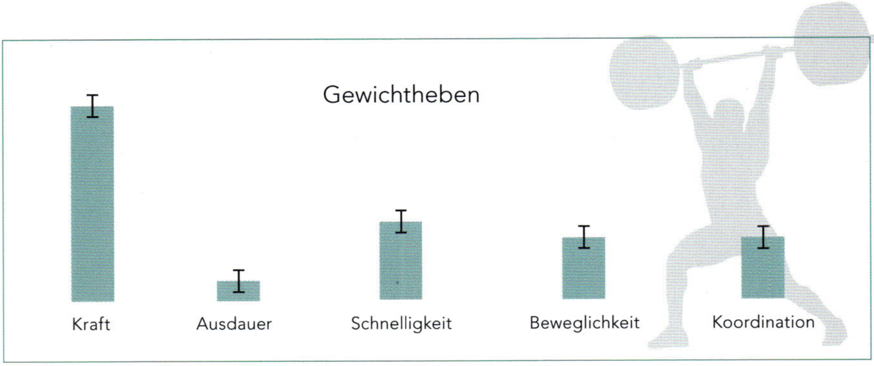

▲ Abb. 3: Sportmotorisches Anforderungsprofil von Gewichtheben

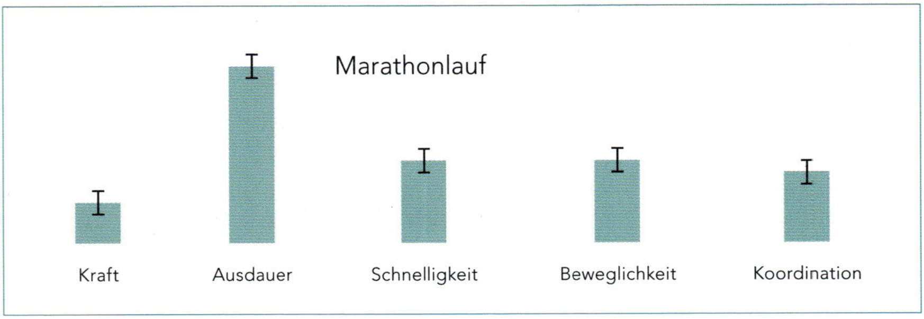

▲ Abb. 4: Sportmotorisches Anforderungsprofil von einem Marathonlauf

Im Kapitel 1.4 (vgl. S. 16) werden unterschiedliche Dimensionen sportlicher Aktivität genauer betrachtet. Es scheint logisch, dass eine angepasste Sporternährung für den Hobbyfußballer, der sich zweimal in der Woche mit Freunden zum Fußballspielen trifft, nicht notwendig ist. Er deckt all seine ernährungsbezogenen Bedürfnisse mit der Basisernährung (vgl. S. 12) ab.
Wohingegen der professionelle Fußballspieler der Nationalmannschaft aufgrund der hohen physischen und psychischen Belastungen sehr wohl die Ernährung an seine Bedürfnisse anpassen sollte. Für ihn reicht die Basisernährung nicht mehr aus.

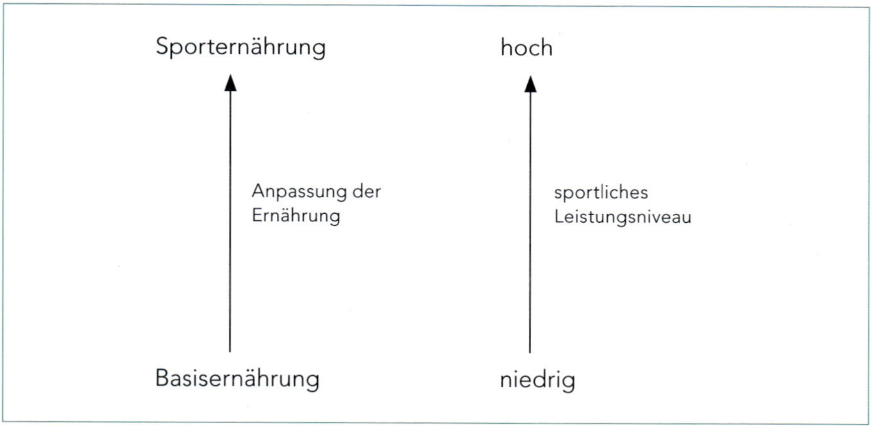

▲ Abb. 5: Ernährung und sportliches Leistungsniveau

Die enge Verbindung von sportlicher Leistungsfähigkeit und Ernährung wird durch folgenden bekannten Spruch deutlich:

> **Es hat noch kein Sportler einen Wettkampf gewonnen, nur weil er sich gut ernährt hat. Es haben aber schon viele Sportler Wettkämpfe verloren, weil sie sich falsch ernährt haben.**

1.2 Vollwertige Ernährung – Basisernährung

Definition Die Deutsche Gesellschaft für Ernährung e. V. (DGE) definiert eine vollwertige Ernährung als „die Basis für ein bedarfsgerechtes, gesundheitsförderndes Essen und Trinken. Sie kann dazu beitragen, Wachstum, Entwicklung und Leistungsfähigkeit sowie Gesundheit des Menschen ein Leben lang zu fördern bzw. zu erhalten."

Im Sinne dieses Verständnisses der vollwertigen Ernährung, fortan **Basisernährung** genannt, hat die DGE die 10 Regeln der vollwertigen Ernährung formuliert.

Ernährungswissenschaftler sind sich einig: Die 10 Regeln der DGE für eine vollwertige Kost stellen eine ausreichende und bedarfsgerechte Ernährung für alle körperlich aktiven Menschen dar.

Jedoch bleibt anzumerken, dass gerade im Bereich des Leistungs- und Hochleistungssports immer wieder Trainings- und Wettkampfsituationen aufkommen können, in denen die Basisernährung nicht mehr bedarfsgerecht ist.
Beispielsweise

- bei mehrtägigen Rundfahrten im Radsport, bei denen mehr Energie verbraucht wird als nachgeführt werden kann (vgl. Zeit-Mengen-Problem, S. 21).
- im Vorbereitungstrainingslager in Spielsportarten wie Fußball oder Handball. Hier werden in kürzester Zeit alle Belastungskomponenten massiv gesteigert.
- bei Ultralangzeitausdauerbelastungen, wie z. B. dem Ironman auf Hawaii. Nur 2–3 Liter Getränke zu sich zu nehmen, wie es die Basisernährung vorsieht, wäre bei derartigen körperlichen Anstrengungen und klimatischen Bedingungen fatal.

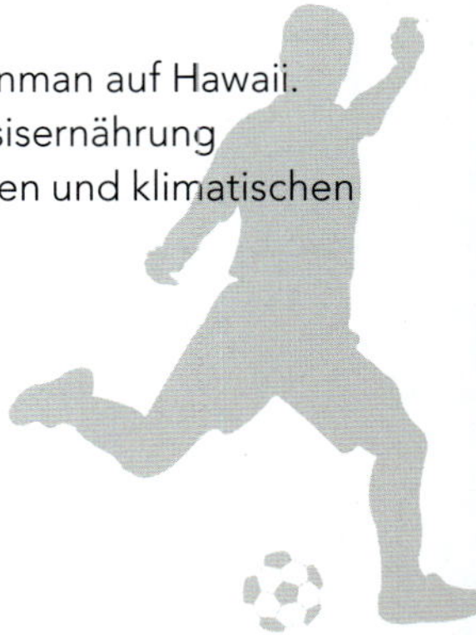

Vollwertig essen und trinken nach den

10 Regeln der DGE

Vollwertig essen und trinken hält gesund, fördert Leistung und Wohlbefinden. Wie sich das umsetzen lässt, hat die Deutsche Gesellschaft für Ernährung auf Basis aktueller wissenschaftlicher Erkenntnisse in 10 Regeln formuliert.

1. **Lebensmittelvielfalt genießen**
   Nutzen Sie die Lebensmittelvielfalt und essen Sie abwechslungsreich. Wählen Sie überwiegend pflanzliche Lebensmittel.
2. **Gemüse und Obst – nimm „5 am Tag"**
   Genießen Sie mindestens 3 Portionen Gemüse und 2 Portionen Obst am Tag. Zur bunten Auswahl gehören auch Hülsenfrüchte wie Linsen, Kichererbsen und Bohnen sowie (ungesalzene) Nüsse.
3. **Vollkorn wählen**
   Bei Getreideprodukten wie Brot, Nudeln, Reis und Mehl ist die Vollkornvariante die beste Wahl für Ihre Gesundheit.
4. **Mit tierischen Lebensmitteln die Auswahl ergänzen**
   Essen Sie Milch und Milchprodukte wie Joghurt und Käse täglich, Fisch ein- bis zweimal pro Woche. Wenn Sie Fleisch essen, dann nicht mehr als 300 bis 600 g pro Woche.
5. **Gesundheitsfördernde Fette nutzen**
   Bevorzugen Sie pflanzliche Öle wie Rapsöl und daraus hergestellte Streichfette. Vermeiden Sie versteckte Fette. Fett steckt oft „unsichtbar" in verarbeiteten Lebensmitteln wie Wurst, Gebäck, Süßwaren, Fast Food und Fertigprodukten.
6. **Zucker und Salz einsparen**
   Mit Zucker gesüßte Lebensmittel und Getränke sind nicht empfehlenswert. Vermeiden Sie diese möglichst und setzen Sie Zucker sparsam ein. Sparen Sie Salz und reduzieren Sie den Anteil salzreicher Lebensmittel. Würzen Sie kreativ mit Kräutern und Gewürzen.
7. **Am besten Wasser trinken**
   Trinken Sie rund 1,5 Liter jeden Tag. Am besten Wasser oder andere kalorienfreie Getränke wie ungesüßten Tee. Zuckergesüßte und alkoholische Getränke sind nicht empfehlenswert.
8. **Schonend zubereiten**
   Garen Sie Lebensmittel so lange wie nötig und so kurz wie möglich, mit wenig Wasser und wenig Fett. Vermeiden Sie beim Braten, Grillen, Backen und Frittieren das Verbrennen von Lebensmitteln.
9. **Achtsam essen und genießen**
   Gönnen Sie sich eine Pause für Ihre Mahlzeiten und lassen Sie sich Zeit beim Essen.
10. **Auf das Gewicht achten und in Bewegung bleiben**
    Vollwertige Ernährung und körperliche Aktivität gehören zusammen. Dabei ist nicht nur regelmäßiger Sport hilfreich, sondern auch ein aktiver Alltag, in dem Sie z. B. öfter zu Fuß gehen oder Fahrrad fahren.

(mehr Informationen unter www.dge.de/10regeln)

1.3 Definition Sporternährung

Definition „Unter der Sporternährung versteht man eine auf sportliche Betätigung bzw. körperliche Belastung ausgerichtete Zufuhr von Nahrungsmitteln bzw. Flüssigkeit." (Raschka und Ruf, 2012)

Diese allgemein formulierte Definition lässt sich nach den jeweiligen
- Belastungsanforderungen der Sportart (vgl. Kapitel 6–8),
- Trainings-/Vorwettkampf-/Wettkampf-/Regenerationsphasen
- sowie nach dem Leistungsniveau des Sportlers

weiter präzisieren.

Das Schweizer Forum für Sporternährung hat eine Lebensmittelpyramide erstellt, die an die speziellen Bedürfnisse von Sportlern angepasst ist. Sie berücksichtigt einen erhöhten Energie-, Nährstoff- und Flüssigkeitsbedarf. Sie ist die Ernährungsgrundlage für gesunde erwachsene Sportler, die ca. 5 oder mehr Stunden Sport pro Woche betreiben. Diese Ernährungsvorgaben vollständig und richtig umzusetzen, ist eine große Herausforderung.

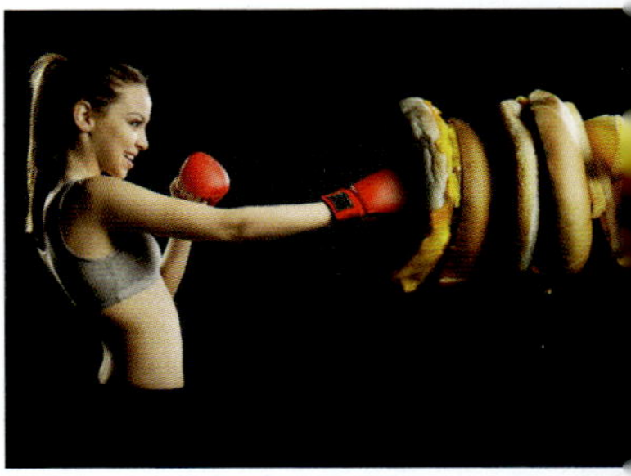

Ziel der Sportler sollte es sein, die 10 Regeln der DGE sowie die Lebensmittelpyramide für Sportler der SGE vollständig umzusetzen. Nahrungsergänzungsmittel und Spezialdiäten sind dann überflüssig.

Gelingt es dir immer, die Vielfalt der einzelnen Pyramidenebenen auszunutzen? Probiere doch anstatt Nudeln und Reis mal Quinoa, Amarant, Hirse oder Hülsenfrüchte. Wie bunt sieht dein Teller aus? Nutzt du die Farbvielfalt der Lebensmittel aus? Trinkst du täglich 2–3 Liter ungesüßte, kalorienarme Getränke?

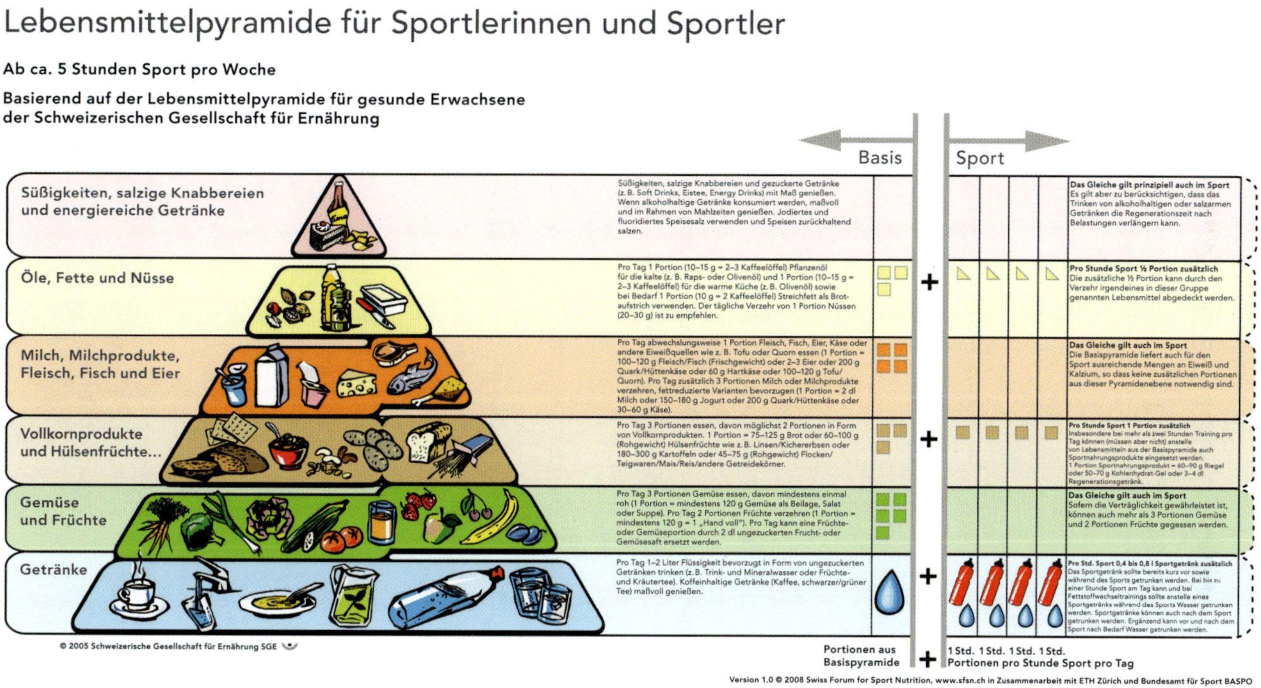

▲ Abb. 6: Lebensmittelpyramide für Sportler, die wöchentlich ca. 5 Stunden oder mehr Sport betreiben
Swiss Sports Nutrition Society (http://www.ssns.ch)

1.4 Zielgruppen der Basis- und Sporternährung

Mit dem Begriff Sport verbinden wir meist den Wettkampf und das Streben nach Bestleistungen, das Höher-Schneller-Weiter, also den klassischen Leistungs- und Hochleistungssport. Daneben gibt es noch zwei weitere **Ausprägungsformen** der körperlichen Aktivität.

- Gesundheitssport/Alltagsaktivitäten
- Breitensport
- Leistungssport
- Hochleistungssport

Die vier Ausprägungsformen der körperlichen Aktivität unterscheiden sich in ihren Belastungskomponenten (vgl. S. 20). Aber auch in der motivationalen Grundlage, also den Gründen, warum der Sportler seinen Sport so ausübt, wie er ihn ausübt. Die Übergänge sind als fließend anzusehen und unterscheiden sich von Sportart zu Sportart.

Auch bezüglich der Ernährung unterscheiden sich diese vier Ausprägungsformen der körperlichen Aktivität.
Dazu folgendes Beispiel: Tom, Freizeitjogger (Breitensportler), geht zweimal wöchentlich 45 Minuten Joggen. Er deckt mit der Basisernährung alle seine ernährungsbezogenen Bedürfnisse ab.

Amanal Petros ist Marathonläufer, der an den Olympischen Spielen teilnimmt. Er deckt mit der Basisernährung seine Bedürfnisse nicht mehr ab. Sein intensives und umfangreiches Training sowie zahlreiche Testwettkämpfe verlangen eine zielgerichtete Sporternährung. Er muss seine Ernährung den Belastungsanforderungen seiner Sportart anpassen.

In welcher Ausprägungsform findest du dich wieder?
Welche Bedeutung hat das für deine Ernährung?

Ausprägungsformen sportlicher Aktivität				
Vier Ausprägungsformen	**Beschreibung**	**Beispiel**	**Ziel/Motiv**	**Ernährungsempfehlung**
Gesundheitssport z. B. 3–4 x 30 Min./Woche	Reha-Sport, Alltagsaktivitäten (z. B. Treppen steigen, Rasen mähen)	Marita (65) macht mit ihrer Freundin 3x/Woche einen langen Spaziergang.	Gesundheit erhalten, steigern, zurückerlangen, den Alltag gesund erleben	Basisernährung, d. h. vollwertige Ernährung nach den 10 Regeln der DGE
Breitensport z. B. 3–5 Std./Woche	Freude an Bewegung, Spiel und Gesellschaft stehen vor dem Streben nach Bestleistung	Jens (20) geht 2x/Woche mit Freunden im Park kicken. Manchmal grillen sie im Anschluss.	Ausgleich zum Alltag, Gesundheit fördern, Freude an der sportlichen Bewegung haben	Basisernährung, d. h. vollwertige Ernährung nach den 10 Regeln der DGE
Leistungssport z. B. 6–10 Std./Woche	Mehrfaches Training pro Woche sowie lokale bis regionale Wettkämpfe	Adriana (17) schwimmt täglich 1–1,5 Std. Sie trainiert für die Landesmeisterschaften.	Persönliche Leistungsgrenzen bestimmen, Vergleich zu anderen Sportlern herstellen	Sporternährung nach den Bedürfnissen der Sportart, Grundlage ist die Basisernährung
Hochleistungssport z. B. 10–40 Std./Woche	Mehrfaches Training pro Tag sowie Wettkämpfe auf inter-/nationalem Niveau	Joel (29), Profitriathlet, trainiert für einen Ironman. Er fährt 140 km Rad und läuft anschließend 20 km.	Streben nach Siegen/Bestleistungen, dem Leistungsstreben wird alles untergeordnet	Sporternährung nach den Bedürfnissen der Sportart, Grundlage ist die Basisernährung

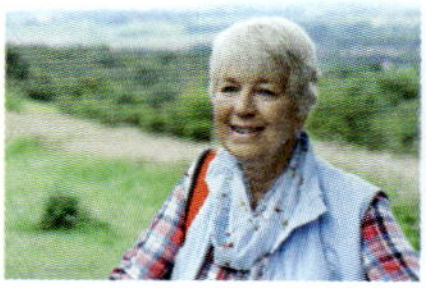

▲ Marita

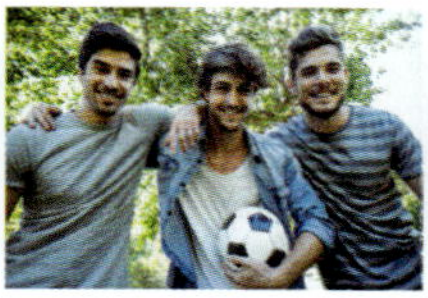

▲ Jens

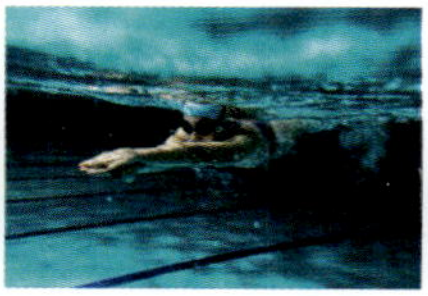

▲ Adriana

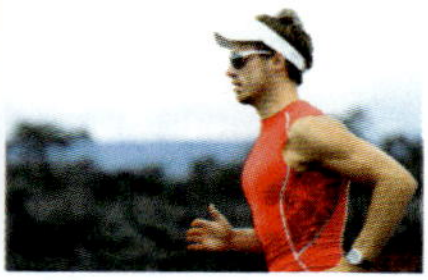

▲ Joel

1.5 Grundlegende Annahmen aus Sport, Ernährung und Sporternährung

Junge Sportler werden häufig durch Werbeversprechen, Verhaltensweisen anderer Sportler, durch Berichte aus Zeitschriften oder dem Internet verunsichert. Folgende Grundannahmen solltest du stets im Hinterkopf behalten:

- Ziel der Ernährung der Breitensportler sollte die Umsetzung der Vorgaben der DGE und SGE sein. Sie decken alle ernährungsbedingten Bedürfnisse der Breitensportler ab. Leistungs- und Hochleistungssportler passen ihre Ernährung an die Belastungsanforderung an.
- **Nahrungsergänzungsmittel** (NEM) sind nicht notwendig. Auch wenn im Leistungs-/Hochleistungssport NEM eingenommen werden, heißt das nicht, dass der Breitensportler ebenfalls davon profitiert. Ein Nährstoffmangel ist bei einer ausgewogenen Basisernährung und einem gesunden Körper nicht zu erwarten. Eine zusätzliche Aufnahme eines einzelnen Nährstoffs kann niemals die Wirkung einer Kombination von mehreren Nährstoffen aus einem natürlichen Lebensmittel haben. Wenn NEM eingenommen werden, dann sollte eine medizinische Notwendigkeit bestehen. Ein Arzt bestimmt und überwacht die Einnahme.
- Die **Grenzen der Ernährung als Einflussfaktor** auf die sportliche Leistungsfähigkeit müssen klar erkannt werden. Nur weil ein Sportler sich nach den Empfehlungen von DGE und SGE ernährt, ist er nicht zwangsläufig ein besserer Sportler. Die Verbindung von regelmäßigem, zielgerichtetem Training, bei dem die Belastungskomponenten optimal abgestimmt sind (vgl. Tabelle, S. 20), und ausreichender Erholung (**Modell der Superkompensation**, vgl. Abb. 7, S. 19) sind die Grundlage der Leistungssteigerung. Die Ernährung kann den Trainingsreiz und die Erholung unterstützend beeinflussen.

  Achtung: Bei dem Modell der Superkompensation handelt es sich um ein theoretisches Grundlagenmodell. In der Praxis ist es jedoch so, dass unterschiedliche Bestandteile des Körpers unterschiedlich lange brauchen, um sich nach sportlicher Belastung zu erholen. Während entleerte Glykogenspeicher nach 1–2 Tagen kohlenhydratreiche Kost wieder aufgefüllt sind, benötigen Muskelfasern zur Erholung nach einer intensiven Belastung wesentlich länger.

Wann somit der optimale Zeitpunkt für den nächsten Trainingsreiz ist, ist von Sportler zu Sportler verschieden und hängt zudem von der Sportart und dem Leistungsniveau ab.

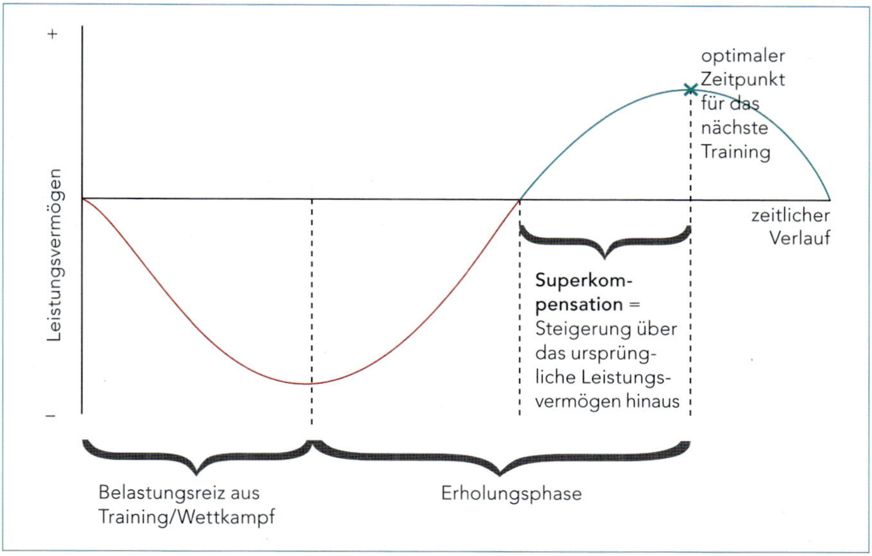

▲ Abb. 7: Theoretisches Modell der Superkompensation

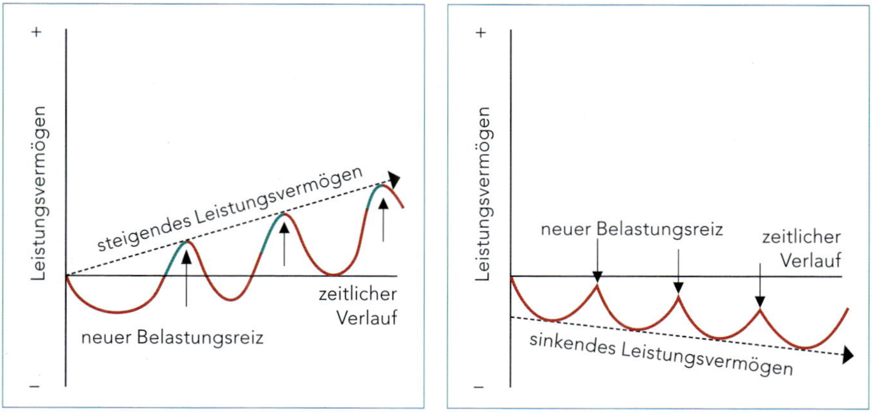

▲ Abb. 8: Ideale Trainingssteuerung im Vergleich zur schlechten Trainingssteuerung

Komponenten der Trainingsbelastung (nach Weineck und Weineck)	
Reizintensität	Wie stark/intensiv ist der einzelne Trainingsreiz?
Reizdichte	In welchem zeitlichen Verhältnis stehen Belastung und Entlastung in einer Trainingseinheit?
Reizdauer	Wie lange dauert der einzelne Trainingsreiz?
Reizumfang	Wie viele Trainingsreize von welcher Dauer erfolgen in einer Trainingseinheit?
Reizhäufigkeit	Wie häufig in der Woche erfolgt der Trainingsreiz bzw. das Training?
Reizkomplexität	Welche verschiedenen Anforderungen verlangt der Trainingsreiz dem Sportler ab?

- Die Anpassungen der Ernährung im Leistungs- und Hochleistungssport ist üblich und notwendig. Um die Ernährung richtig anzupassen, müssen die ernährungsbedingten Bedürfnisse der verschiedenen Phasen um den sportlichen Wettkampf berücksichtigt werden. Wir unterscheiden **Trainings-, Vorwettkampf-, Wettkampf- und Regenerations-/Übergangsphase.**

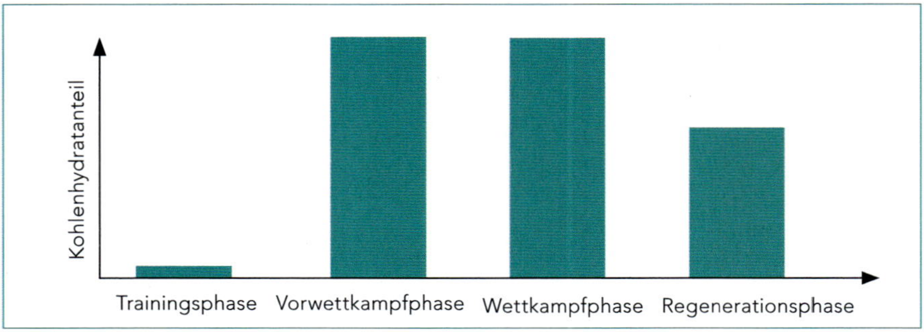

▲ Abb. 9: Kohlenhydratanteil der Ernährung bei Hochleistungsausdauersportlern nach dem Prinzip „Train low, compete high" (vgl. S. 86)

- Gerade im Bereich des Leistungs-/Hochleistungssports kommen immer wieder Trainings- und Wettkampfphasen vor, in denen der Energiebedarf der Sportler enorm hoch ist. Dies führt nicht selten zum sogenannten **Zeit-Mengen-Problem**. Dem Sportler gelingt es dabei nicht, den hohen Energieverbrauch aus Training und Wettkampf über das normale Ess- und Trinkverhalten zu decken. So verlieren beispielsweise die Teilnehmer der Tour de France während der dreiwöchigen Radrundfahrt an Körpergewicht. Der Energieverbrauch ist über einen langen Zeitraum größer als die Energiezufuhr.
  Zudem ist es üblich, dass die **Mahlzeitenhäufigkeit** durch Training und Wettkampf beeinflusst wird. Denn Hochleistungssportler absolvieren mehrere zeitintensive Trainingseinheiten am Tag. Außerdem sollte sich die Aufnahme der Mahlzeiten an den Zeitpunkt der Wettkämpfe anpassen.
- Ernährung ist etwas sehr **Individuelles**. Lieblingsgerichte, Zubereitungsformen, Verträglichkeit usw. unterscheiden sich von Sportler zu Sportler. Das **psychische und physische Wohlbefinden** hängt stark von der Ernährung ab. Essen und Trinken sollte stets mit Genuss und Freude verbunden sein. Eine radikale Diät, der plötzliche Verzicht auf sonst täglich verzehrte Lebensmittel oder ein zwanghaftes Unterdrücken des Hungergefühls ist ungesund und kann nicht lange durchgehalten werden. Eine langsame Ernährungsumstellung, mit dem Ziel sich nach den Regeln der Basisernährung zu ernähren, ist gesünder und leichter durchzuhalten.

- Welches sportmotorische Anforderungsprofil hat deine Sportart?
- Wie sieht deine Trainingswoche aus?
  An welchen Tagen hast du welches Training?
  Wann sind deine Phasen der Erholung?
- Wie gestalten sich die Belastungskomponenten deiner Trainingseinheiten?

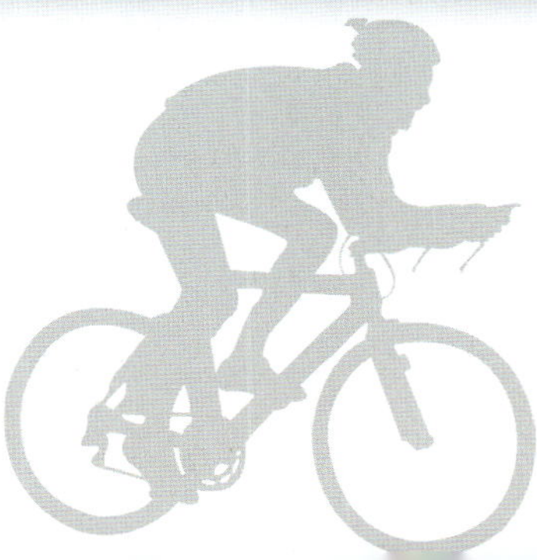

1.6 Ist-Soll-Vergleich der eigenen Ernährung

Fülle das Ernährungsprotokoll für einen normalen Wochentag aus. Sei ehrlich zu dir selbst und bestimme die Portionen entsprechend den Vorgaben. Die Brennwerte der jeweiligen Lebensmittel findest du entweder auf der Verpackung der Lebensmittel oder in einer Nährwerttabelle. Beachte, dass sich die Brennwertangaben meist auf 100 g des verzehrten Lebensmittels beziehen. Da du jedoch nicht von jedem Lebensmittel immer 100 g isst, solltest du diese Werte umrechnen oder als Näherung schätzen.

Zähle dann die Portionen der jeweiligen Ebene der Lebensmittelpyramide zusammen (Ist-Wert). Vergleiche deine Werte mit den gewünschten vorgegebenen Werten (Soll-Wert). Beachte, dass die gewünschten Werte sich auf die Basisernährung beziehen. Hast du an diesem Tag Sport getrieben? Dann verändert sich der Soll-Wert.
Halte dich dabei an die Beschreibungen der Lebensmittelpyramide für Sportler der SGE (vgl. S. 15). Die Portionsgrößen der verschiedenen Lebensmittelgruppen und die notwendigen Anpassungen durch Sport werden genau bestimmt.

Du findest das Ernährungsprotokoll (vgl. S. 23 oben) auch zum Ausdrucken und Ausfüllen im Zusatzmaterial.

Die Vorlage zum Ausdrucken und Ausfüllen zur Auswertung deines Ernährungsprotokolls (vgl. S. 23 unten) findest du auch im Zusatzmaterial.

Führe einen Tag ein Ernährungsprotokoll.
- Was solltest du an deiner Ernährung von diesem Wochentag ändern, um die gewünschten Werte zu erreichen?
- Welche Lebensmittel solltest du weglassen und welche solltest du vermehrt zu dir nehmen? Überlege dir konkrete Beispiele.

Dein erstes Ernährungs- und Bewegungsprotokoll					
	Uhrzeit	Lebensmittel	Portionen*	Brennwert in kcal	Körperliche Aktivität in Stunden
Morgens					
Mittags					
Abends					
		Getränke gesamt = ____ l		Brennwert gesamt = ______ kcal	

*Essen: 1 Portion = ca. 1 Hand voll (außer Fette, Öle und Nüsse = 1 Portion = 2 Esslöffel), Getränke: 1 Portion = 1 Glas mit 250 ml

Auswertung deines Ernährungsprotokolls				
Lebensmittelgruppe	Gewünschter Wert (Soll)	Anpassung durch Sport*	Erreichter Wert (Ist)	Differenz von Ist zu Soll
Süßigkeiten, Knabbereien	1	-		
Fette, Öle, Nüsse	3			
Milch/-produkte, Fleisch, Fisch, Eier	4	-		
Vollkornprodukte, Hülsenfrüchte	3			
Obst und Gemüse	5 (3x Gemüse, 2x Obst)	-		
Getränke	2 Liter			

*Vorgaben zur Anpassung durch den Sport findest du auf S. 15 auf der rechten Seite der Lebensmittelpyramide.

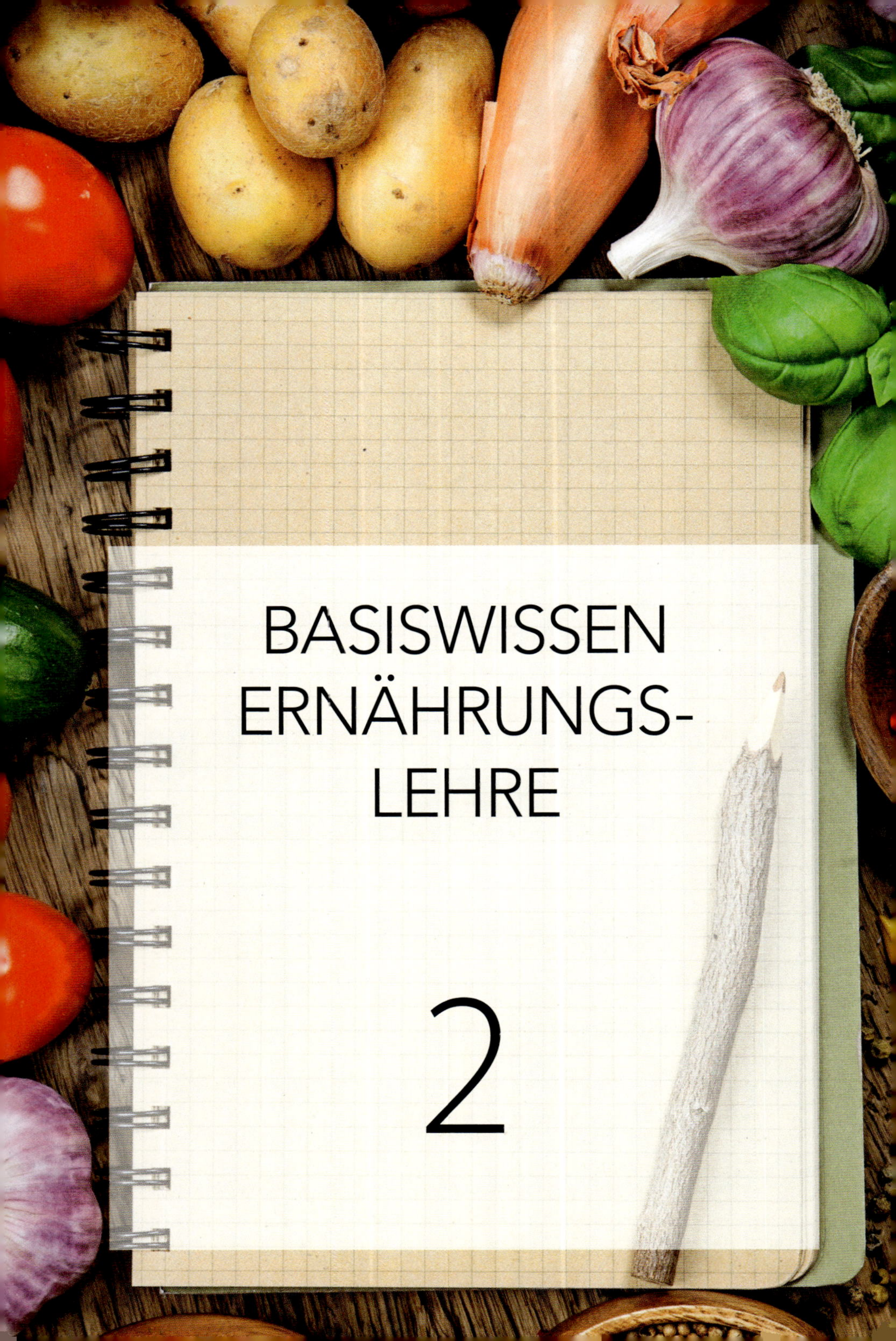

BASISWISSEN ERNÄHRUNGSLEHRE

2

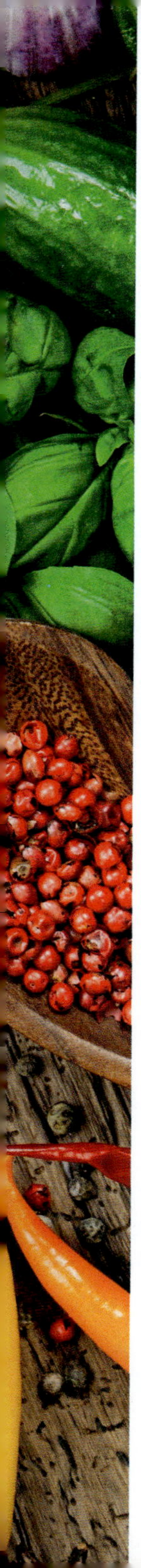

- ✓ Kohlenhydrate
- ✓ Fette
- ✓ Eiweiße

Was dich in diesem Kapitel erwartet

Omega-3-Fettsäuren, sekundäre Pflanzenstoffe, fett- und wasserlösliche Vitamine, Mengen- und Spurenelemente …

Im zweiten Kapitel wirst du dir das Basiswissen der Ernährungslehre anlesen. Welcher Nährstoff erfüllt im menschlichen Körper welche Aufgabe? Welche Nährstoffe sind nice-to-have und welche hingegen lebensnotwendig? Welche Nährstoffe liefern dem Sportler Energie und welche bauen seine Muskeln und Knochen auf?

Ist es nicht der absolute Wahnsinn, dass der menschliche Körper in der Lage ist, bei der Verdauung von Lebensmitteln Nährstoffe herauszufiltern und diese für seine Bedürfnisse zu nutzen? Der Verdauungsprozess, die Energiespeicherung und -bereitstellung machen es möglich. Der Bewegungsapparat wird aufgebaut, wir können sportliche Leistungen vollbringen.

2.1 Grundlagen der Energiebereitstellung und Energiespeicherung

Adenosintriphosphat (ATP) und die Energiebereitstellung

Die Energiebereitstellung spielt im Sport eine große Rolle. Daher ist es wichtig, der Frage auf den Grund zu gehen, woher der menschliche Körper Energie bezieht. ATP spielt dabei eine besondere Rolle. ATP ist sozusagen die Währung, mit der die Energie bezahlt wird. Benötigt der menschliche Körper Energie, weil er z. B. sportlich aktiv ist, so wird diese Energie aus ATP gewonnen. ATP ist eine energiereiche Verbindung, bestehend aus Adenin (eine Nukleinbase), Ribose (ein Fünffachzucker) und 3 Phosphatteilchen (vgl. Abb. 1). ATP wird im Kraftwerk der Zelle, dem **Mitochondrium**, hergestellt.
Braucht der Körper also Energie für die Muskeltätigkeit oder Atmung, wird ATP mithilfe von Sauerstoff verbrannt. Die Energie wird frei. Es entsteht Adenosindiphosphat (ADP), sowie die Abfallprodukte Wasser (H_2O) und Kohlenstoffdioxid (CO_2).

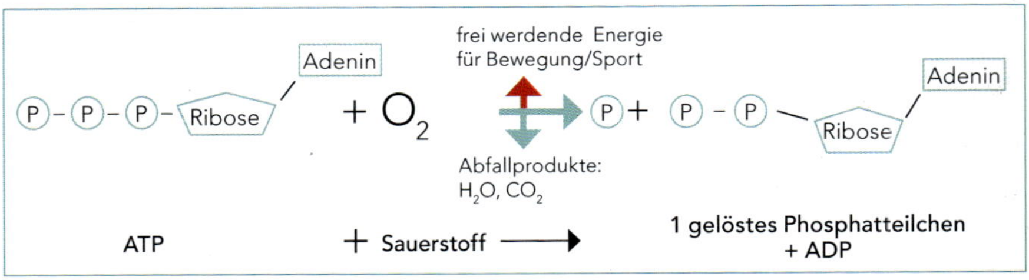

▲ Abb. 1: Energiebereitstellung aus ATP

Da ATP nur in sehr begrenzter Menge in der Muskulatur vorhanden ist, muss es immer wieder aufgebaut (resynthetisiert) werden. Der Wiederaufbau von ADP zu ATP benötigt Energie. Diese Energie bezieht der Körper aus den Brennstoffen der Nahrung, insbesondere aus Kohlenhydraten und Fetten. In Ausnahmesituationen zieht der Körper zur Energiegewinnung Eiweiße heran.

Aus welchem Brennstoff der Wiederaufbau von ATP stattfindet, ist von Dauer und Intensität der sportlichen Belastung abhängig (vgl. S. 27, Tabelle).

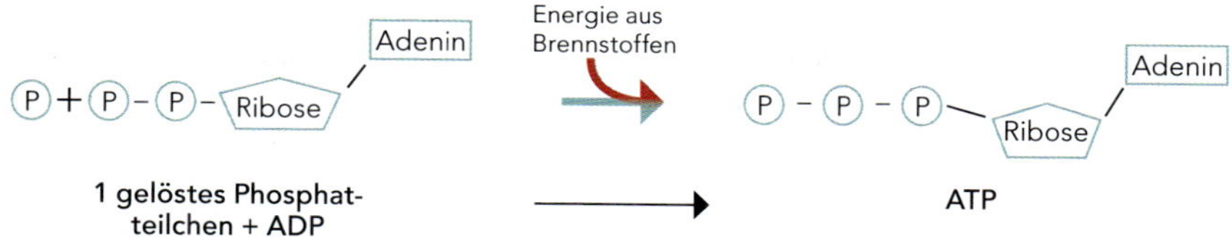

▲ Abb. 2: Wiederaufbau von ATP

Dauer und Intensität der Belastung (nach Raschka und Ruf)				
Dauer	**0–10 Sek.**	**10–120 Sek.**	**2–90 Min.**	**> 90 Min.**
Intensität[1]	maximal	hoch	mittel	niedrig
Art der Belastung	Maximal- und Schnellkraft, Schnelligkeit	Kraft- und Schnelligkeits-ausdauer	Ausdauer	Ausdauer
Disziplin-beispiele	Gewichtheben, 100-m-Sprint	100-m-Schwimmen, 400- bis 800-m-Lauf	5.000- bis 10.000-m-Lauf	Marathon, Langdistanz-triathlon
Art der Energie-bereit-stellung	Im Muskel gespeicherte energiereiche Phosphate, keine Milchsäure-bildung (alaktazid).	Anaerobe Glykolyse: Traubenzucker wird zu Milchsäure abgebaut (laktazid).	Aerobe Glykolyse: Traubenzucker wird zu Wasser und Kohlen-stoffdioxid abgebaut.	Fettverbren-nung: Fette werden abgebaut (Lipolyse und β-Oxidation).
Rolle des Sauer-stoffs	Energiegewinnung läuft haupt-sächlich ohne Sauerstoff ab (anaerob).		Energiegewinnung läuft hauptsächlich mit Sauerstoff ab (aerob).	
Vorrangige Energie-quelle[2]	Energiereiche Phosphate: ATP und Kreatin-phosphat (KrP)	Zu Traubenzucker (Glucose) abgebaute Kohlenhydrate		Fettsäuren (FS) der Fette

[1] Intensität: Hierbei handelt es sich stets um relative Angabe zur maximal möglichen Leistung. Beispiel: Max rennt 10 Sekunden 20 km/h (= allerhöchste Intensität). Max joggt 2 Stunden bei 10 km/h (= niedrige Intensität). Beide Leistungen sind für Max eine intensive Belastung.

[2] Vorsicht bei vorrangiger Energiequelle: Für die Wahl der Energiequelle ist die Intensität entscheidender als die Dauer der Belastung. Beispiel: Max geht 45 Minuten niedrig intensiv joggen → Energiequelle: hauptsächlich Fettsäuren, wenig Glucose.
Max rennt 45 Minuten so weit wie möglich → Energiequelle: hauptsächlich Glucose, wenig Fettsäuren. Die in der Tabelle angegebenen vorrangigen Energiequellen beziehen sich auf maximal leistbare Intensitäten, die über diese Dauer erbracht werden können.

2.2 Die Nährstoffe und ihre Aufgaben

Mit unserer Nahrung nehmen wir täglich lebensnotwendige Nährstoffe auf. Es werden sechs **Hauptnährstoffgruppen** unterschieden:

- Kohlenhydrate
- Fette
- Eiweiße

} **Makronährstoffe**

- Mineralstoffe
- Vitamine
- Wasser

} **Mikronährstoffe**

Fette und Kohlenhydrate bilden die Gruppe der **Brennstoffe**. Sie liefern der Muskulatur des Sportlers die notwendige Energie für den Aufbau von ATP, das er zum Sporttreiben benötigt. Im Alltag und bei sehr niedrig intensivem Training (z. B. 60 Minuten Walken/langsames Joggen) werden vor allem Fette zur Energiegewinnung herangezogen. Bei intensiver Belastung (z. B. 5–10-km-Lauf bei höchster Intensität) werden vor allem Kohlenhydrate verstoffwechselt. Bei Ultralangzeitausdauerbelastungen (z. B. einem Ironman) kann es sogar vorkommen, dass die Struktureiweiße (Baustoffe) der Muskulatur abgebaut und zur Energiegewinnung genutzt werden.

Eiweiße, Mineralstoffe (z. B. Kalzium zum Aufbau der Knochenmasse) und Wasser bilden die Gruppe der **Baustoffe**. Der Sportler braucht die Baustoffe, um seinen Körper (Muskeln, Sehnen, Knochen, Hormone und Blutkörperchen) aufzubauen. Die meisten Körperzellen werden alle 10–100 Tage auf- und abgebaut. Sportliche Belastungen „schädigen und zerstören" zunächst Körpersubstanz (Katabolismus). In der Erholungsphase führt der Körper mit den Baustoffen Reparatur- und Aufbauprozesse der Körpersubstanz durch (Anabolismus) und passt sich an die Belastung an (Adaption).

Vitamine und Mineralstoffe (z. B. Kalzium zur Impulsleitung bei der Muskelkontraktion) bilden die Gruppe der **Wirkstoffe**. Sie stärken das Immunsystem des Sportlers und schützen ihn vor Krankheiten. Die sportliche Belastung (Katabolismus) ist für den Sportler immer ein Stressfaktor. Eine vitamin- und mineralstoffreiche Ernährung trägt zu seiner Widerstandsfähigkeit und Erholung bei. Wirkstoffe sind zudem an zahlreichen Stoffwechselvorgängen beteiligt und helfen dabei, Nährstoffe auf-, ab- und umzubauen.

Alle sechs Hauptnährstoffgruppen bilden aus Sicht der Ernährung die Grundlage für sportliche Leistungsfähigkeit. Ohne eine ausreichende Versorgung mit den Hauptnährstoffgruppen ist der Sportler nur vermindert leistungsfähig. Er läuft Gefahr, Mangelerscheinungen oder Krankheiten zu erleiden. Im schlimmsten Fall droht sogar der Tod, ausgelöst durch eine extreme Unterversorgung, z. B. bei Anorexia athletica.

Neben den sechs Hauptnährstoffgruppen gibt es noch weitere Nahrungsbestandteile, sogenannte **bioaktive Substanzen** (vgl. S. 40). Diese sind nicht lebensnotwendig, jedoch gesundheits- und leistungsfördernd für den Sportler. Hierzu zählen Ballaststoffe und sekundäre Pflanzenstoffe.

2.2.1 Kohlenhydrate

Aufbau des Nährstoffs

Die kleinsten Bausteine der Kohlenhydrate sind **Einfachzucker**. Sie bauen alle komplexeren Kohlenhydrate auf.

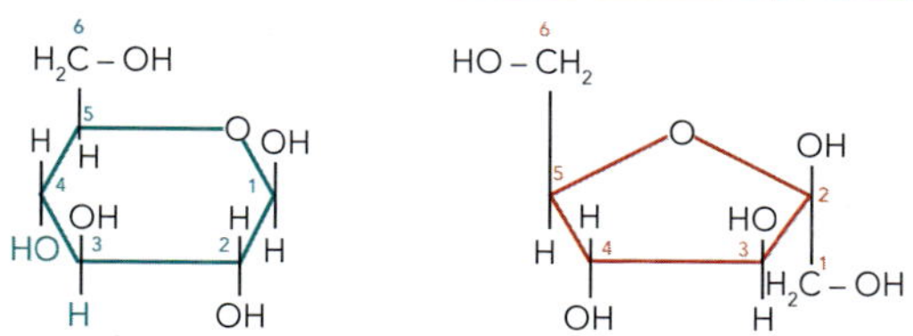

▲ Abb. 3: Die drei wichtigsten Einfachzucker (Monosaccharide)

Verbinden sich zwei Einfachzucker, so entstehen **Zweifachzucker** (Disaccharide).

Glucose + Glucose → Malzzucker (Maltose) → (in Bier enthalten)
Glucose + Galaktose → Milchzucker (Laktose) → (in Milch enthalten)
Glucose + Fructose → Haushaltszucker (Saccharose) → (entspricht Zucker)

Verbinden sich mehr als acht Einfachzucker, entstehen **Vielfachzucker**.

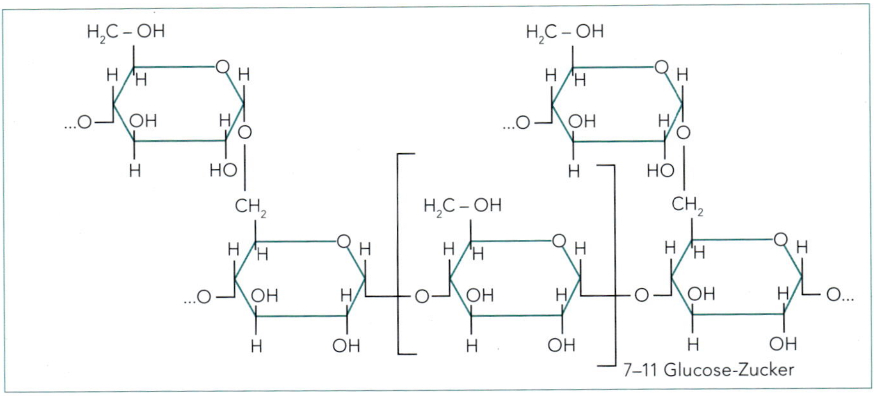

▲ Abb. 4: Der Vielfachzucker Glykogen, aus dem Einfachzucker Glucose aufgebaut

Vorkommen und Aufgaben im menschlichen Körper

- Kohlenhydrate sind vorrangig Energielieferanten.
- Kohlenhydrate halten den Blutzuckerspiegel aufrecht.
- Kohlenhydrate können in Form von Glykogen (vgl. Abb. 4) in Leber und Muskulatur gespeichert werden und bei Energiebedarf wieder genutzt werden.
- Kohlenhydrate werden bei zu hoher Aufnahme in Depotfett umgewandelt.

Brennwert

1 g Kohlenhydrate liefert 4 kcal.

Aufnahmeempfehlung der DGE

Mehr als 50 % der Gesamtenergie sollte aus Kohlenhydraten aufgenommen werden. Davon sollten wiederum 66 % Vielfachzucker und weniger als 10 % Haushaltszucker sein.
Körpergewichtsbezogene Empfehlung: 4–6 g Kohlenhydrate/kg Körpergewicht/Tag.

2.2.2 Fette

Aufbau des Nährstoffs

Fette sind stets gleich aufgebaut. **Glycerin**, ein dreiwertiger Alkohol, ist mit drei **Fettsäuren** (Kohlenstoffketten) verbunden (vgl. Abb. 5, S. 31). Die Fettsäuren werden in kurz-, mittel- und langkettige Fettsäuren eingeteilt. Langkettige Fettsäuren treten in der Nahrung am häufigsten auf.

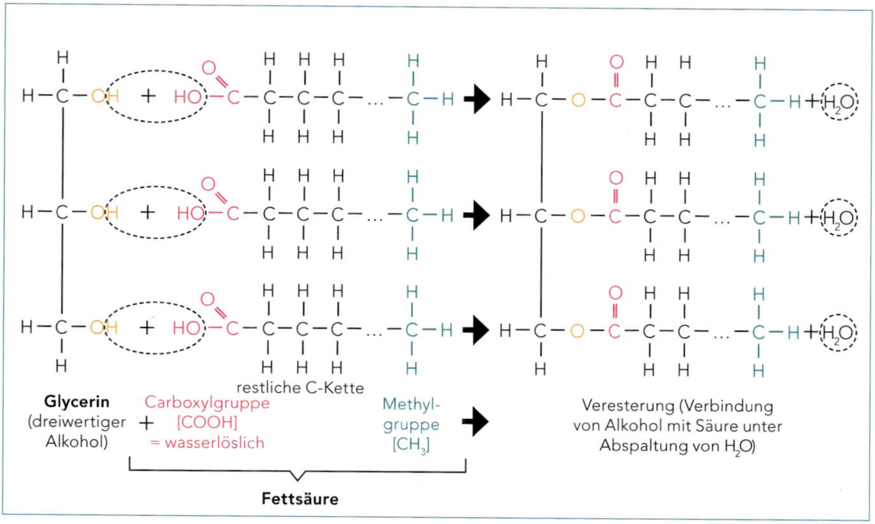

▲ Abb. 5: Aufbau von Fetten

Fette können anhand des chemischen Aufbaus der langkettigen Fettsäuren weiter gruppiert werden.

Verschiedene langkettige Fettsäuremuster		
Fettsäure	**Typische Lebensmittel**	**Strukturformel**
Gesättigt	Tierische Fette, z. B. Butter	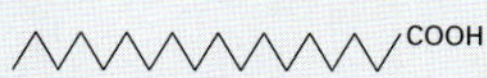 Stearinsäure
Einfach ungesättigt	Pflanzliche Fette, z. B. Olivenöl	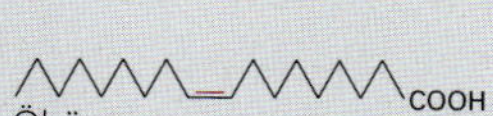 Ölsäure
Mehrfach ungesättigt	Pflanzliche Fette, z. B. Kürbiskernöl	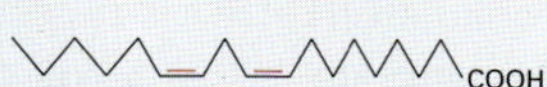 Linolsäure

Vorkommen und Aufgaben im menschlichen Körper

- Fette bauen die Zellwände auf und trennen so Flüssigkeitsbereiche voneinander.
- Fette transportieren Nährstoffe, z. B. fettlösliche Vitamine.
- Fette liefern lebensnotwendige (essenzielle) Fettsäuren.
- Fette speichern und liefern Energie für den Stoffwechsel.
- Fette schützen vor Kälte und Stoßbelastungen.

Brennwert

1 g Fett liefert 9 kcal.

Aufnahmeempfehlung der DGE

30 % der Gesamtenergie sollte aus Fetten aufgenommen werden. Dabei sollten max. 10 % gesättigte, mehr als 13 % einfach ungesättigte und 7–10 % mehrfach ungesättigte Fettsäuren aufgenommen werden.
Körpergewichtsbezogene Empfehlung: 0,7–0,8 g Fett je kg Körpergewicht/Tag.

Omega-3- und Omega-6-Fettsäuren

Diese Fettsäuren sind besonders wichtig für Sportler. Sie haben, im richtigen Verhältnis aufgenommen, eine positive Wirkung auf das Herz-Kreislauf-System und tragen so zur Leistungsfähigkeit bei.

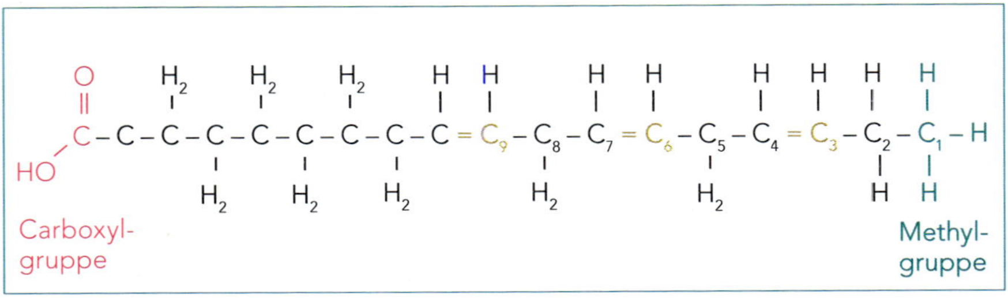

▲ Abb. 6: Linolensäure, eine dreifach ungesättigte Fettsäure, Omega-3-Fettsäure

Zur Namensgebung: Von der Methylgruppe aus werden die C-Atome der Kohlenstoffkette bis zur ersten Doppelbindung gezählt. Ist die erste Doppelbindung am 3. bzw. am 6. C-Atom, dann spricht man von einer Omega-3- bzw. Omega-6-Fettsäure.

Das Aufnahmeverhältnis sollte 5:1, also 5 Omega-6-Fettsäuren zu 1 Omega-3-Fettsäure betragen.

2.2.3 Eiweiße

Aufbau des Nährstoffs

Eiweiße werden aus Aminosäuren (AS) aufgebaut. Es gibt 23 körpereiweißaufbauende (proteinogene) AS. Davon sind neun unentbehrlich und 14 können über verschiedene Umbauprozesse vom Körper selbst hergestellt werden (entbehrlich).

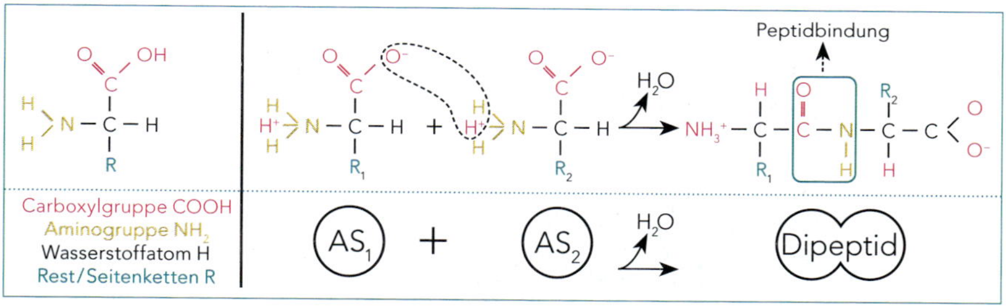

▲ Abb. 7: Aufbau von Aminosäuren und Dipeptiden

Verbinden sich zwei Aminosäuren, so entsteht ein Dipeptid. Durch weitere chemische Verbindungen (z.B. Wasserstoffbrücken, Disulfidbrücken, Ionenbindungen) bauen sich größere Strukturebenen auf, bis das Eiweiß eine Funktion, z.B. Transport von Nährstoffen oder Aufbau von Muskulatur, im menschlichen Körper ausüben kann.

Strukturebenen der Eiweiße

Strukturebene	Beschreibung	Darstellung
Primärstruktur	Lange Kette aus verknüpften Aminosäuren, auch Aminosäuresequenz genannt.	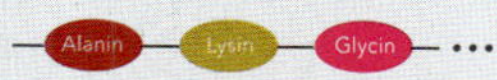
Sekundärstruktur	• α-Helix • β-Faltblatt Einfache räumliche Struktur, entsteht durch Wasserstoffbrücken zw. NH- und CO-Gruppen.	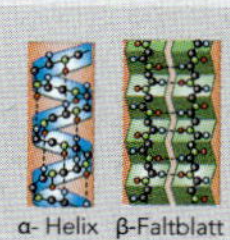
Tertiärstruktur	Komplexere räumliche Struktur, sie beschreibt die räumliche Anordnung einer kompletten Aminosäurekette.	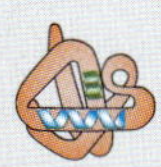
Quartärstruktur	Größte räumliche Anordnung von zwei oder mehr Polypeptidketten, z.B. rote Blutkörperchen (Hämoglobin).	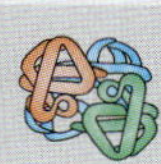

Vorkommen und Aufgaben im menschlichen Körper

- Strukturproteine: Eiweiße bauen Sehnen und Muskulatur auf.
- Bewegungsproteine: Aktin und Myosin bewegen die Muskulatur.
- Transportproteine: Hämoglobin transportiert Sauerstoff im Blut.
- Enzyme und Hormone werden ebenfalls aus Eiweißen aufgebaut.

Brennwert

1 g Eiweiß liefert 4 kcal.

Aufnahmeempfehlung der DGE

10–15 % der Gesamtenergie sollte aus Eiweißen aufgenommen werden. Körpergewichtsbezogene Empfehlung: 0,8 g Eiweiß je kg Körpergewicht/Tag.

Aufnahmeempfehlung des American College of Sports Medicine für **Sportler:** 1,2–2,0 g/kg Körpergewicht.

Die Eiweißzufuhr sollte an die Sportart und körperliche Belastung angepasst werden. Allerdings sollte nach aktuellem Kenntnisstand die Grenze von 2 g Eiweiß je kg Körpergewicht/Tag eingehalten werden. Eine lang anhaltende höhere Eiweißzufuhr kann die Nieren- und Leberfunktion schädigen. Eiweiße können, im Gegensatz zu Kohlenhydraten und Fetten, nicht rückstandslos vom Körper abgebaut werden. Beim Abbau der Eiweiße im Körper entsteht **Harnstoff**. Dieser muss über den Urin abgegeben werden. Daher ist es unerlässlich, auf eine ausreichende Flüssigkeitszufuhr zu achten.

Zudem zeigen Studien mit Eiweißsupplementen, dass eine weitere Zunahme der fettfreien Masse bei einer Dosierung von mehr als 1,6 g Eiweiß je kg Körpergewicht/Tag nicht mehr nachweisbar ist. Mehr Eiweiß bedeutet nicht zwangsläufig mehr Muskeln.

Biologische Wertigkeit (BW)

Die biologische Wertigkeit eines Lebensmittels besagt, wie viel Gramm Körpereiweiß aus 100 g Nahrungseiweiß gebildet werden kann. Eine BW von 100 hat Vollei. Je höher die BW eines Lebensmittels, umso mehr Körpereiweiß kann gebildet werden. Die Aminosäure, die in geringster Menge im Lebensmittel vorliegt, begrenzt die biologische Wertigkeit (**limitierende Aminosäure**, vgl. Abb. 8, S. 35). Tierisches Eiweiß hat in der Regel eine höhere BW als pflanzliches Eiweiß.

Werden in einer Speise verschiedene Lebensmittel gegessen, dann können die limitierenden Aminosäuren der verschiedenen Lebensmittel sich gegenseitig aufheben, sodass die BW erhöht wird (**Ergänzungswertigkeit**). So können auch Kombinationen pflanzlicher Eiweißträger zu einer hohen biologischen Wertigkeit führen, z. B. Bohnen und Mais.

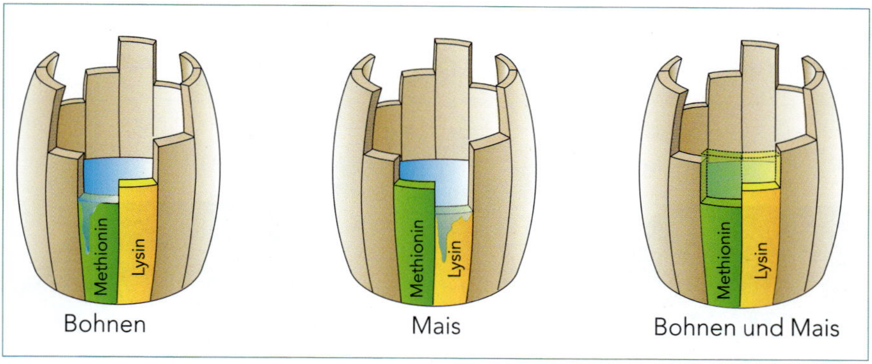

▲ Abb. 8: Limitierende AS und die Ergänzungswertigkeit – vereinfachtes Modell des Liebig'schen Fasses

2.2.4 Mineralstoffe

Mineralstoffe sind anorganische Nahrungsbestandteile und bleiben nach dem Verbrennen von Lebensmitteln als nicht brennbare Rückstände (Asche) übrig. Sie gehören zu den nicht energieliefernden Nährstoffen und haben daher keinen Brennwert. Es gibt 22 **essenzielle** Mineralstoffe.

Einteilung

Mineralstoffe werden je nach mengenmäßigem Vorkommen im menschlichen Körper in **Mengenelemente** (> 50 mg/kg Körpergewicht) und **Spurenelemente** (< 50 mg/kg Körpergewicht) eingeteilt.

Beispiele Mengenelemente: Kalzium, Magnesium, Natrium, Kalium, Schwefel
Beispiele Spurenelemente: Eisen, Jod, Zink, Fluor, Kupfer, Mangan

Anteil am Körpergewicht
Als Baustoffe machen Mineralstoffe ca. 4 % unseres Körpergewichts aus.

Aufnahme und Abgabe von Mineralstoffen
Über die Nahrung werden täglich ca. 15–20 g Mineralstoffe aufgenommen. Ebenso werden 15–20 g wieder über Stuhl, Urin und Schweiß ausgeschieden. Bei Sportlern können sich diese Aufnahme- und Abgabewerte aufgrund der gesteigerten Nahrungsaufnahme und der Schweißverluste vergrößern.

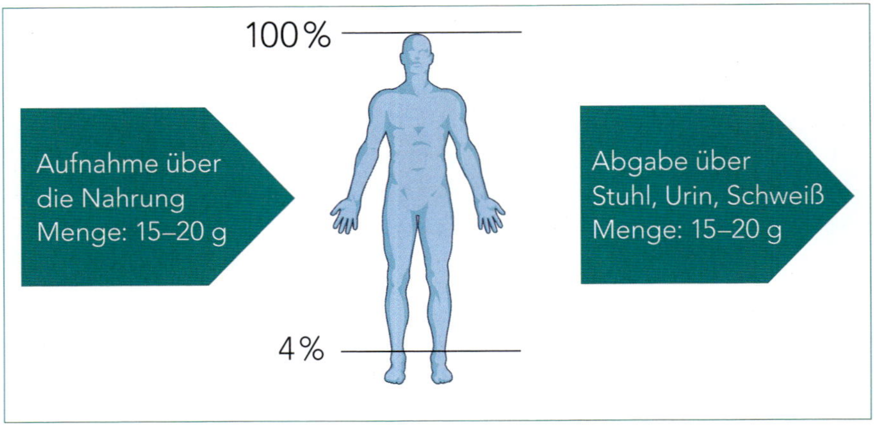

▲ Abb. 9: Mineralstoffanteil am Körpergewicht, Aufnahme und Abgabe von Mineralstoffen

Aufgaben im menschlichen Körper
Alle 22 essenziellen Mineralstoffe erfüllen eine Vielzahl an physikalischen, biochemischen und körpersubstanzbildenden Funktionen, die Grundvoraussetzung für das menschliche Überleben und die sportliche Leistungsfähigkeit sind. Einige Beispiele:

- **Kalzium** baut Knochen und Zähne auf, reguliert die Muskelkontraktion und aktiviert Enzyme für den Stoffwechsel.
- **Magnesium** ist an der Muskelkontraktion, am Kohlenhydrat- und Eiweißstoffwechsel als Enzymaktivator beteiligt. Zudem mindert es das Risiko für Muskelkrämpfe.
- **Kalium** (in den Zellen) reguliert gemeinsam mit Natrium (außerhalb der Zellen) den Wasserhaushalt. Kalium ist auch am Körpereiweißaufbau und der Glykogenspeicherung beteiligt.

2.2.5 Vitamine

Vitamine sind **essenzielle** organische Nährstoffe, die der menschliche Körper nicht selbst bzw. nur unzureichend herstellen kann. Wie Mineralstoffe gehören Vitamine zu den nicht energieliefernden Nährstoffen.

Einteilung

Vitamine werden nach ihrer Löslichkeit eingeteilt. So gibt es Vitamine, die sich in **Wasser lösen**, alle B-Vitamine sowie Vitamin C, und andere, die sich in **Fett lösen**, Vitamin E, D, K, A.

Aufnahme und Abgabe von Vitaminen

Als essenzielle Nährstoffe müssen Vitamine über die Nahrung aufgenommen werden. Der tagliche Bedarf liegt bei 3 µg bis 20 mg, lediglich Vitamin C sollte mit 100 mg aufgenommen werden. Fettlösliche Vitamine können im Körper gespeichert werden, wasserlösliche Vitamine werden über den Stuhl, Urin und Schweiß ausgeschieden.

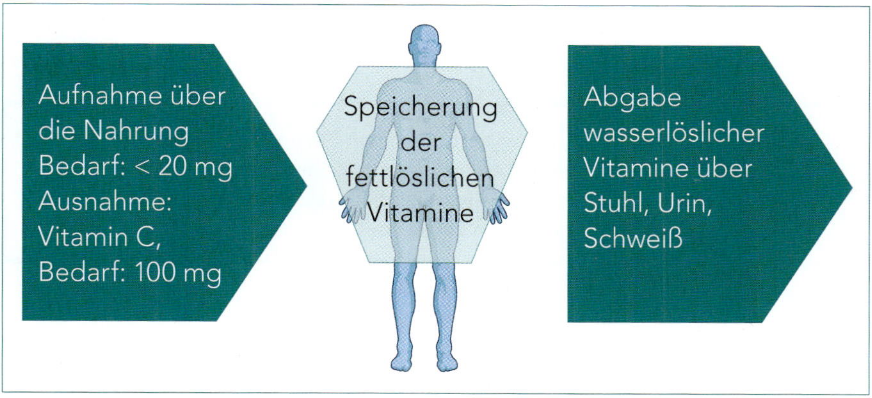

▲ Abb. 10: Aufnahme und Abgabe von Vitaminen

Über- und Unterversorgung

Werden fettlösliche Vitamine im Übermaß aufgenommen, z. B. durch Nahrungsergänzungsmittel, können gesundheitsschädigende toxische Wirkungen auftreten – **Hypervitaminose**. Wasserlösliche Vitamine werden bei Überdosierung ausgeschieden. Bei einer Unterversorgung mit Vitaminen spricht man von einer **Hypovitaminose**. Diese kann bei einseitiger Ernährung und Diäten, gestörter Vitaminaufnahme oder bei Einnahme von Medikamenten auftreten. Das Fehlen von Vitaminen wird als Avitaminose bezeichnet. Diese führt zum Tod.

Bei einer ausgewogenen Ernährung nimmt der Sportler bedarfsgerecht Mineralstoffe und Vitamine auf. Eine Mehraufnahme durch Nahrungsergänzungsmittel bewirkt keine Leistungssteigerung. Vielmehr besteht die Gefahr der Überdosierung, wobei leistungsmindernde, gesundheitsschädliche Wirkungen auftreten können.

Aufgaben und Funktionen von Vitaminen

Vitamine und ihre Vorstufen, sogenannte Provitamine, üben eine Vielzahl an lebensnotwendigen Funktionen aus. Provitamine sind Vorstufen und werden erst im Körper zu funktionsfähigen Vitaminen umgewandelt.

- Der Stoffwechsel der Makronährstoffe (Fett, Eiweiß, Kohlenhydrate) wäre ohne Vitamine, die als Co-Enzyme und Katalysatoren (aktivieren und beschleunigen den Stoffwechselprozess) fungieren, nicht möglich.
- Einige Vitamine haben eine antioxidative Wirkung. Sie schützen die Zellen vor gesundheitsschädlichen, zellalternden Stoffverbindungen, sogenannte freie Radikale.
- Manche Vitamine sind am Aufbau von Blutzellen beteiligt und sorgen für die Blutgerinnung bei der Wundheilung.

Ein Lebensmittel, das in einer üblichen Portion 10–20% des täglichen Vitaminbedarfs abdeckt, wird als nährstoffreich bezeichnet. Durch Hitze, Licht und Sauerstoff können große Mengen an Vitaminen in Lebensmitteln verloren gehen.

2.2.6 Wasser

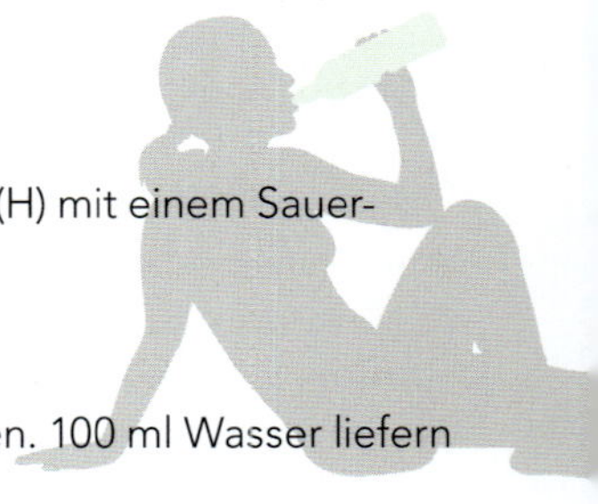

Aufbau des Nährstoffs

Im Wasser (H_2O) verbinden sich zwei Wasserstoffteilchen (H) mit einem Sauerstoffteilchen (O) (vgl. Abb. 11, S. 39).

Brennwert

Wasser gehört zu den nicht energieliefernden Nährstoffen. 100 ml Wasser liefern 0 kcal.

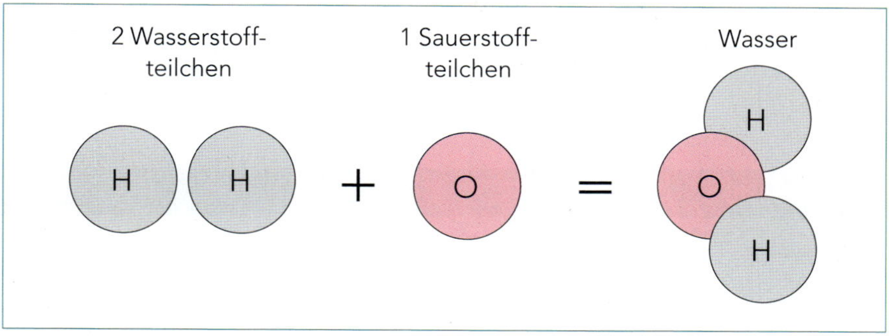

▲ Abb. 11: Aufbau von Wasser

Aufnahmeempfehlung von DGE und SGE

Mindestens 1,5 Liter Wasser empfiehlt die DGE in ihren 10 Regeln zur vollwertigen Ernährung. Die SGE ergänzt 0,4–0,8 Liter pro Stunde Sport.

Aufgaben im menschlichen Körper

Alle lebensnotwendigen Prozesse finden in einem wässrigen Milieu statt. Wasser ist daher die Lebensgrundlage für den menschlichen Körper. Konkrete Funktionen von Wasser im menschlichen Körper sind:

- Wasser ist Hauptbestandteil aller Zellen und baut so Körpersubstanz auf. Muskeln und Gehirn bestehen zu 70% aus Wasser.
- Wasser ist Kühlmittel. Beim Schwitzen verdunstet Wasser auf der Haut. So reguliert der Körper u.a. seine Temperatur.
- Wasser ist Lösungs- und Reaktionsmittel. Alle Nährstoffe werden in Wasser gelöst und zur Verstoffwechslung aufbereitet.
- Wasser ist Transportmittel. Ohne Wasser im Blut (80%) würden weder Sauerstoff noch Nährstoffe in Muskeln und Organe gelangen. Auch Abfallprodukte des Stoffwechsels (z.B. Harnstoff im Urin) werden im Wasser ausgeschieden.

Um die maximale sportliche Leistungsfähigkeit entfalten zu können, muss der Sportler auf einen guten **Hydrationsstatus** („Bewässerungsstatus") achten.

2.2.7 Weitere Nahrungsbestandteile: bioaktive Substanzen

Ballaststoffe	
Definition	Ballaststoffe sind unverdauliche Bestandteile von pflanzlichen Lebensmitteln. Ein Lebensmittel wird als **Ballaststoffquelle** bezeichnet, wenn mind. 3 g Ballaststoffe auf 100 g Lebensmittel oder 1,5 g Ballaststoffe auf 100 kcal fallen. Ein Lebensmittel ist **ballaststoffreich**, wenn mind. 6 g Ballaststoffe auf 100 g Lebensmittel oder 3 g Ballaststoffe auf 100 kcal fallen.
Einteilung und Beispiel	Sie werden in lösliche (z. B. Pektine) und unlösliche Ballaststoffe (z. B. Zellulose) eingeteilt.
Vorkommen	Ballaststoffe kommen hauptsächlich in den Schalen von Obst, Gemüse und Vollkornprodukten vor.
Brennwert	Sie liefern 2 kcal pro Gramm.
Aufnahmeempfehlung der DGE	Mindestens 30 g pro Tag (vgl. 10 Regeln der DGE, S. 13)
Wirkung	Ballaststoffe vergrößern das Nahrungsvolumen, tragen zur Sättigung und Verbesserung der Darmtätigkeit bei, mindern unerwünschte Blutzuckerspitzen, verbessern die Konsistenz des Stuhlgangs, können vor Darmkrebs, Herzinfarkten, Arterienverkalkung und Stoffwechselerkrankungen schützen.
Wichtig	Sportler sollten ihre persönliche Verträglichkeit von Ballaststoffen kennen, da es in Abhängigkeit von Dauer und Intensität der sportlichen Belastung zu Blähungen, Bauchschmerzen und Durchfällen kommen kann. Daher sollte an Wettkampftagen und auch in der Vorwettkampfphase die Ballaststoffaufnahme verringert werden.

Sekundäre Pflanzenstoffe	
Definition	Sie bilden eine Stoffgruppe, die aus Pflanzenhormonen, Farb-, Duft- und Geschmacksstoffen besteht. 5.000–10.000 dieser sekundären Pflanzenstoffe sind bekannt.
Beispiele	Carotinoide färben Lebensmittel orange. Saponine dienen als Fraßschutz. Phytoöstrogene dienen Pflanzen als Schutzstoff (Abwehrstoff).
Vorkommen	Sekundäre Pflanzenstoffe kommen hauptsächlich in Obst und Gemüse vor.
Brennwert	Sie haben keinen Brennwert, 0 kcal.
Wirkung	Sekundäre Pflanzenstoffe wirken z. B. entzündungshemmend, Blutdruck regulierend, antikanzerogen (senken das Krebsrisiko), Cholesterinspiegel senkend und schützen vor freien Radikalen.
Wichtig	Je bunter gegessen wird, desto vielfältiger ist die Aufnahme der Substanzen. Gesundheit und Leistungsfähigkeit werden positiv beeinflusst.

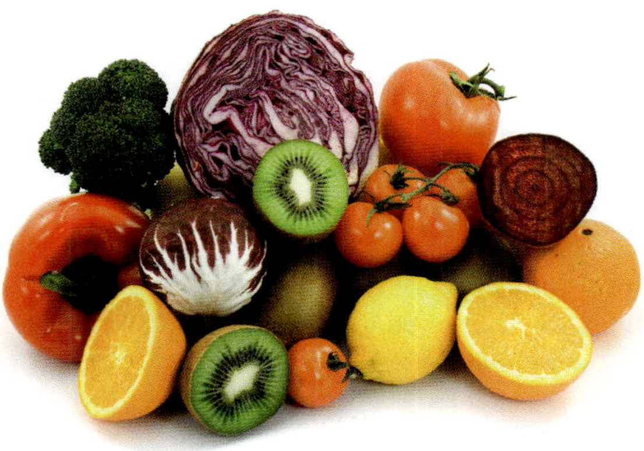

2.3 Der Verdauungsprozess

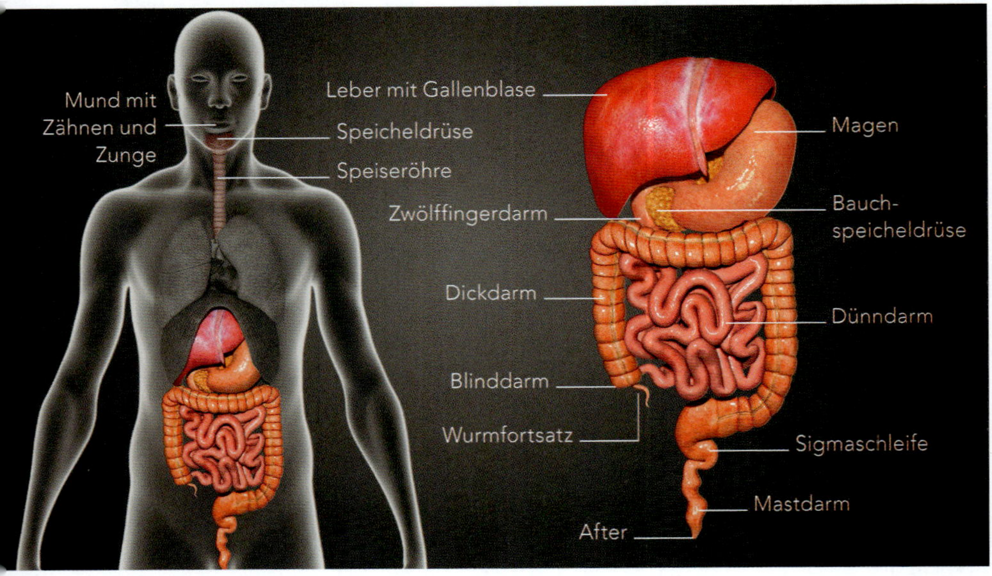

▲ Abb. 12: Die Verdauungsorgane im Überblick

Der Verdauungsprozess ist für den Sportler von großer Bedeutung. Werden Mahlzeiten in einem ungünstigen zeitlichen Abstand zur sportlichen Belastung aufgenommen, so kann dies die Leistungsfähigkeit stark beeinträchtigen.

Beachte daher folgende Grundregeln:

- Lass dir ausreichend Zeit beim Kauen deiner Nahrung. Je kleiner du diese mit deinen Zähnen kaust, desto weniger Arbeit hat der restliche Verdauungstrakt im Anschluss.
- Speisen mit einem hohen Fett-, Eiweiß- und Ballaststoffanteil benötigen viel Zeit zur Verdauung. Auch eine sehr voluminöse Speise ist belastender als mehrere kleine Speisen.
- Sehr warme und sehr kalte Getränke werden langsamer aufgenommen als körperwarme Getränke.

- Sportliche Belastung und Verdauungsarbeit sind **konkurrierende Prozesse**. Gib deinem Körper ausreichend Zeit zur Verdauung. Ist Verdauungsarbeit aufgrund von lang andauernder sportlicher Belastung währenddessen zu leisten, dann entscheide dich für leicht verdauliche, eiweiß-, fett- und ballaststoffarme Lebensmittel.
- Notiere dir an Tagen mit Verdauungsproblemen, welche Nahrung du wann und in welcher Form aufgenommen hast. So kannst du herausfinden, worauf dein Verdauungstrakt empfindlich reagiert.

Organe und ihre wesentlichen Aufgaben bei der Verdauung

Organ	Aufgabe bei der Verdauung
Mund	Zähne zermahlen die Nahrung. Speichel aus 3 Speicheldrüsen vermengt die Nahrung zu einem Brei. Das Enzym Amylase, im Speichel enthalten, startet die Kohlenhydratverdauung bereits im Mund.
Speiseröhre	Der Muskelschlauch transportiert den Speisebrei aus dem Mund in den Magen.
Magen	Der Speisebrei wird mit dem sauren Magensaft vermischt, Keime werden abgetötet. Im Magensaft sind Eiweiß spaltende Enzyme (Proteasen, vor allem Pepsin) enthalten, welche die Eiweiße zu Aminosäuren zerkleinern. Der Magenpförtner (ringförmiger Muskel) reguliert den Einlass des Speisebreis in den Zwölffingerdarm.
Zwölffingerdarm	Gallensaft und Bauchspeichel werden hier dem Speisebrei beigemengt.
Gallenblase und Bauchspeicheldrüse	Der Gallensaft verbindet Nahrungsfette mit wässrigen Bestandteilen, sodass die Nahrungsfette besser verdaut werden. Eine Vielzahl an Verdauungsenzymen ist im Bauchspeichel enthalten.
Dünndarm	Hauptort der Verdauung ist der Dünndarm. Proteasen spalten Eiweiße zu Aminosäuren. Amylasen spalten Kohlenhydrate zu Einfachzucker. Lipasen spalten Fettsäuren von Glycerinteilchen. Die kleinsten Bausteine werden durch die Dünndarmschleimhaut aufgenommen und gelangen so in die Blutbahn.
Dickdarm	Hier wird hauptsächlich das Wasser samt Mineralstoffen dem Stuhl entzogen, sodass fester Stuhl entsteht. Gelangen Nahrungsreste in den Dickdarm, dann sorgen dort ansässige Bakterien für eine Nachverdauung. Dabei kann es zu Gärungs- und Fäulnisprozessen kommen, bei denen Gase (Blähungen) entstehen.

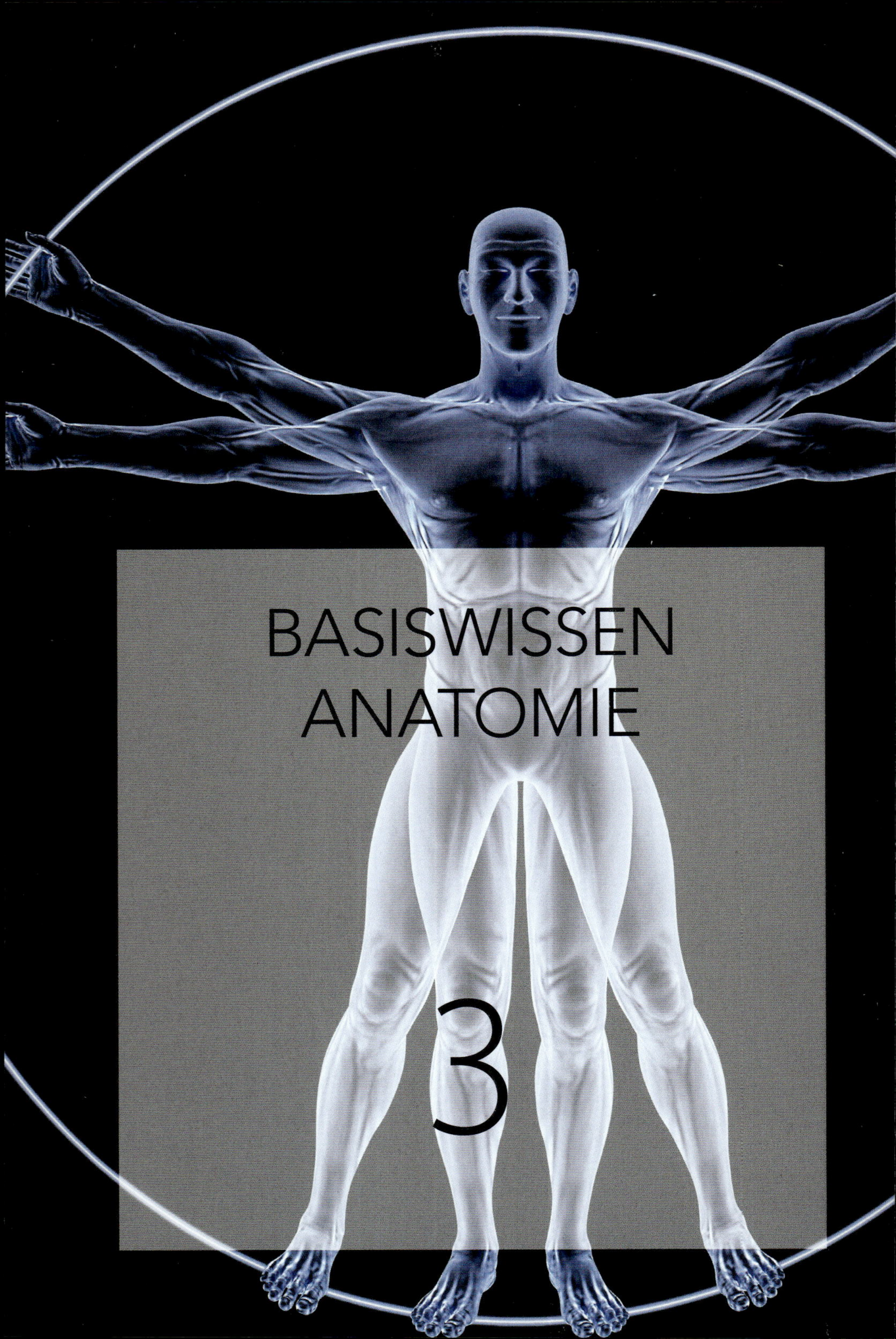
BASISWISSEN
ANATOMIE
3

Was dich in diesem Kapitel erwartet

Im Kapitel Basiswissen Anatomie werden dir zunächst die einzelnen Bestandteile des menschlichen Körpers und ihre Funktionen erklärt. Die Muskulatur ermöglicht dem Sportler Bewegung, ist anpassungsfähig und beim Sprinter anders aufgebaut als beim Marathonläufer.

Das Knochengerüst stützt und trägt unseren Körper, zudem schützt es auch unsere inneren Organe. Wie die Knochen aufgebaut sind, erfährst du hier.

Welche Stärken und Schwächen Körperbauindizes, z. B. der BMI, haben, wie deren Ergebnisse einzuschätzen sind und welche weiteren Körperindizes in der Praxis angewandt werden, liest du ebenfalls in diesem Kapitel. Zudem erfährst du, wie du den Knochen-, Muskel-, Wasser- und Fettanteil deines Körpers bestimmen kannst.

3.1 Bestandteile des menschlichen Körpers

Der menschliche Körper mit all seinen Fähigkeiten ist ein Wunderwerk der Natur. Alle Bestandteile des Körpers erfüllen wichtige Funktionen im Gesamtsystem Mensch und haben sich dabei über Jahrmillionen immer weiter perfektioniert. Folgende Bestandteile und Systeme zeichnen den menschlichen Körper aus:

- Knochenskelett
- Muskulatur (Herzmuskel, Skelettmuskulatur, glatte Muskulatur)
- Faszien, Sehnen, Bänder, Kapseln, Bindegewebe
- Verdauungssystem (Mund, Speiseröhre, Magen, Darm, Nieren, Leber, Milz)
- Herz-Kreislauf-System (Herz, Blut, Blutgefäße)
- Nervensystem (Gehirn, Rückenmark, Nervenbahnen)
- Atmungssystem (Nase/Mund, Luftröhre, Lunge)
- Sinnesorgane (Augen, Nase, Mund, Ohren, Haut)
- Lymphsystem
- Hormonsystem (Drüsen, Hormonkörper)

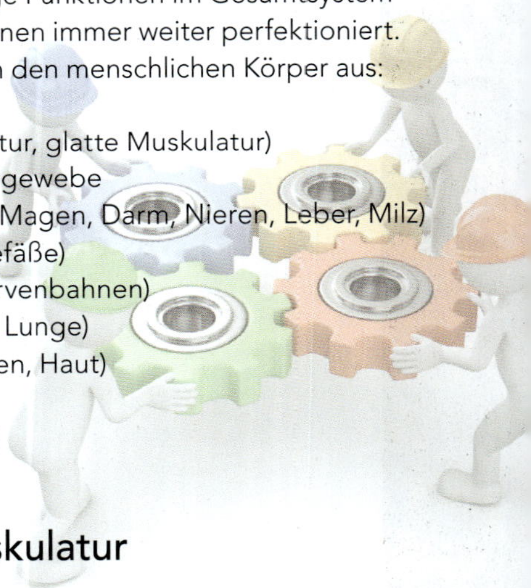

3.1.1 Rund um die Skelettmuskulatur

Zur Skelettmuskulatur, auch quergestreifte Muskulatur genannt, zählen alle Muskeln, die der Mensch bewusst aktivieren kann. Alle Skelettmuskeln sind über Sehnen mit Knochen verbunden und werden von einer Bindegewebsschicht (Faszien) umhüllt. Jeder Muskel hat einen oder mehrere Gegenspieler. Diese führen genau die entgegengesetzten Bewegungen aus. Während also der Bizeps Brachii den Arm beugt (Agonist), wird der Trizeps Brachii gedehnt (Antagonist). Wird der Arm gestreckt, so ist der Trizeps Brachii der Agonist und der Bizeps Brachii, welcher gedehnt wird, ist der Antagonist.

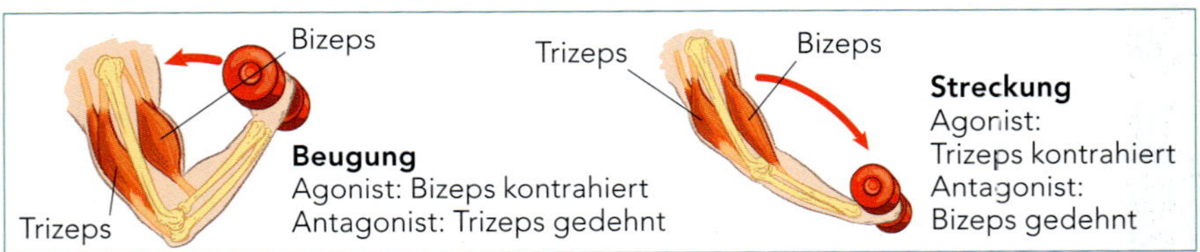

▲ Abb. 1: Agonist und Antagonist

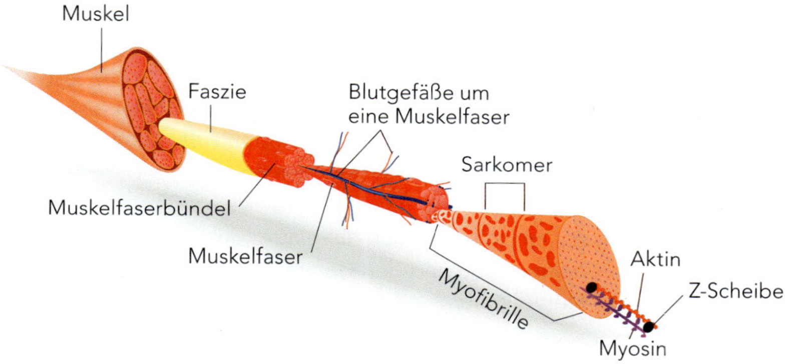

▲ Abb. 2: Aufbau der Muskulatur

Wie in Abb. 2 zu erkennen ist, sind die kleinsten Bestandteile eines Skelettmuskels die Eiweiße Aktin und Myosin sowie die Z-Scheiben, an denen die Aktinteilchen anhaften. Empfängt der Muskel vom Gehirn das Signal, dass er eine Bewegung ausführen soll, dann ziehen sich Aktin und Myosin unter Energieverbrauch zusammen. Der Agonist-Muskel verkürzt und bewegt sich.
Aktin, Myosin und die Z-Scheiben bilden die kleinste funktionale Einheit des Muskels namens Sarkomer. Viele aneinandergereihte Sarkomere bilden eine Myofibrille. Ein Bündel an Myofibrillen wiederum bildet eine Muskelfaser.

Man unterscheidet grundsätzlich zwei Muskelfasertypen:

- **Schnell zuckende Fasern:** auch Fast-Twitch-Fasern (FT), sind helle, dicke Fasern. Sie können sich sehr schnell zusammenziehen und sind von ihren Stoffwechselfähigkeiten sehr gut für die **anaerobe Energiegewinnung** ausgerüstet. Die sehr gute anaerobe Stoffwechselfähigkeit ist begründet in der Enzymausstattung und den vorhandenen Energiereserven aus Kreatinphosphat und Glykogen im Muskel. Schnell zuckende Fasern werden hauptsächlich bei schnellkräftigen, hoch intensiven Belastungen eingesetzt.
- **Langsam zuckende Fasern:** auch Slow-Twitch-Fasern (ST), sind rötlich dunkle, dünne Fasern. Sie ziehen sich eher langsam zusammen und sind von ihren Stoffwechselfähigkeiten bezogen auf die Enzymausstattung und die Energiegewinnung aus Glykogen und Fettsäuren optimal für den **aeorben Stoffwechsel** ausgerüstet, also für ausdauernde, niedrig intensive Belastungen.

Das Muskelfaserspektrum beschreibt das Verhältnis von langsam zuckenden Fasern zu schnell zuckenden Fasern und ist genetisch festgelegt. Es verändert sich kaum. Der erfolgreiche Sprinter hat mehr schnell zuckende als langsam zuckende Fasern, beim Marathonläufer ist es umgekehrt. Bei jahrelangem Ausdauertraining kann es vorkommen, dass sich schnell zuckende Fasern zeitweilig zu langsam zuckenden Fasern umwandeln können. Ein Weltklassesprinter kann sich jedoch nicht zu einem Weltklassemarathonläufer „umtrainieren".

Neben der Skelettmuskulatur gibt es noch die glatte Muskulatur (Verdauungsorgane, Blut-/Lymphsystem, Haut) und den Herzmuskel, welche von Hormonen und dem vegetativen Nervensystem, also nicht willentlich, gesteuert werden.

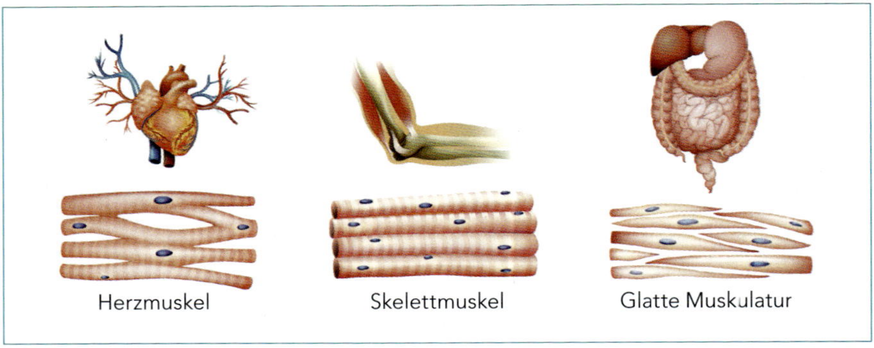

▲ Abb. 3: Verschiedene Arten der Muskulatur im menschlichen Körper

3.1.2 Rund um die Knochen

Während der Körper des Neugeborenen noch 350 Knochen hat, sind es beim ausgewachsenen menschlichen Körper nur noch 206. Während der Wachstumsphase wachsen die Knochen zusammen.

Die Hauptaufgaben der Knochen sind:

- Schutz der inneren Organe, z. B. schützen Schädelknochen das Gehirn
- Hebelwirkungen zur Kraftübertragung der Muskelbewegung
- Gerüst- und Stützfunktion
- Mineralstoffspeicher, vor allem Kalzium

Die Knochen bestehen zu

- 50% aus anorganischen Bestandteilen, vor allem Kalziumverbindungen,
- 30% aus organischen Bestandteilen, sogenannte Bindegewebsfasern,
- 20% aus Wasser.

Die Knochen machen etwa 12–15% des Körpergewichts aus. Knochen sind „Leichtbauteile". Nur ihre Rindenschicht ist vollständig dicht verkleidet. Das Knocheninnere (Spongiosa) ist eine feste, gitterartige Substanz. In den Hohlräumen dieses Gitters und ganz im Inneren des Knochens befindet sich das Knochenmark. Umhüllt wird der Knochen von der Knochenhaut. Die Haverschen Kanäle dienen der Nährstoffversorgung und Reizübertragung.

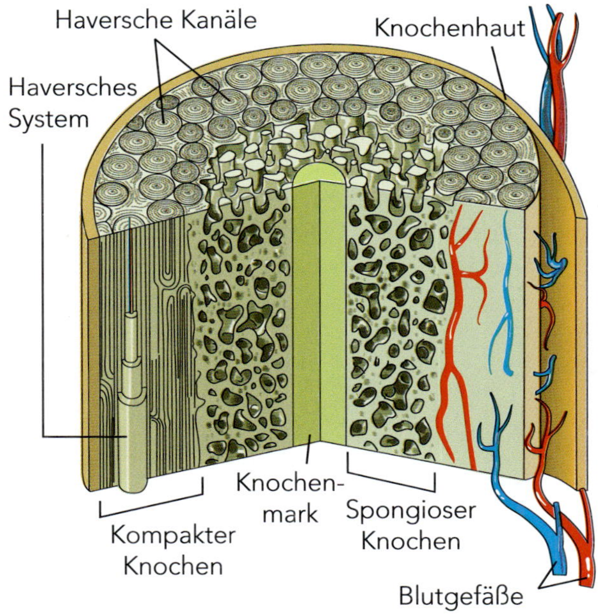

▲ Abb. 4: Knochenaufbau

Knochen sind ein Leben lang anpassungsfähig. Um eine hohe Knochendichte zu bewahren, ist es wichtig, regelmäßig die Knochen zu belasten und mäßigen Stoßbelastungen wie Joggen oder Springen auszusetzen. Auch trägt eine gute Kalzium- und Vitamin-D-Zufuhr zu einem gesunden Knochen bei.

3.2 Knochen-, Muskel-, Wasser- und Fettanteil des Körpers bestimmen

Für den Sportler ist es von großem Interesse, über Knochen-, Muskel-, Wasser- und Fettanteil seines Körpers Bescheid zu wissen. Hieraus lassen sich u. a. Rückschlüsse auf den Trainings- und Gesundheitszustand ziehen. Mit komplexen Näherungsformeln aus Hautfettfalten und Umfängen bestimmter Körperteile können diese Anteile beispielsweise errechnet werden. Das mittlerweile gängigste Verfahren ist die bioelektrische Impedanzanalyse.

Bioelektrische Impedanzanalyse (BIA)

Bei diesem Verfahren wird ein leichter, nicht spürbarer Wechselstrom durch den Körper geleitet. Je nach Messinstrument wird der Strom über zwei oder vier Elektroden geleitet. Während Blut und Muskulatur den Strom wegen des hohen Wasser- und Mineralstoffanteils gut leiten, ist bei Fettgewebe und Knochen Gegenteiliges der Fall. Über bestimmte standardisierte Formeln (Algorithmen) werden dann die gewünschten Werte berechnet.

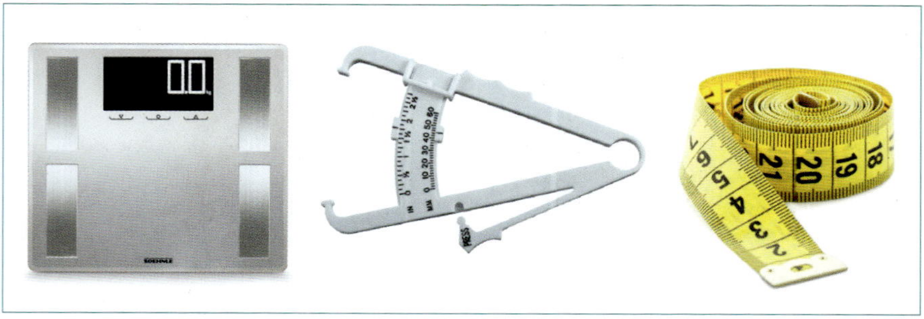

▲ Abb. 5: BIA-Waage, Kalipermetrie und Maßband

Folgende Werte für den **Körperwasseranteil** bezogen auf das Gesamtgewicht gelten laut Weltgesundheitsorganisation (WHO):

- Kinder: 60–75 %
- Frauen: 50–55 %
- Männer: 60–65 %

Für den **Körperfettanteil** von 20- bis 39-Jährigen gelten folgende Werte (nach Gallagher et al.):

Körperfettanteil		
Männer		**Frauen**
Niedrig	< 8 %	< 21 %
Normal	8–20 %	21–33 %
Hoch	20–25 %	33–39 %
Sehr hoch	> 25 %	> 39 %

Die **Knochenmasse** sollte zwischen 12 und 15 % des Körpergewichts betragen. Mit zunehmendem Alter sinkt die Knochenmasse.

Für den **Muskelmasseanteil** bezogen auf das Gesamtgewicht des Körpers gelten folgende Werte als normal:

Muskelmasseanteil		
Alter	**Mann**	**Frau**
10–19	43–57 %	35–43 %
20–49	40–54 %	31–39 %
> 49	37–48 %	27–34 %

Im Leistungs- und Hochleistungssport darf das Streben nach den „Idealwerten" für Körpergewicht, Muskelmasse- und Körperfettanteil niemals zulasten der maximalen Leistungsfähigkeit gehen. Denn was bringt es dem Sportler, wenn er einen niedrigen Körperfettanteil hat, sich jedoch schwach fühlt, häufig erkrankt und weder im Training noch im Wettkampf sein volles Potenzial ausschöpfen kann?

3.3 Praxistaugliche Körperbauindizes

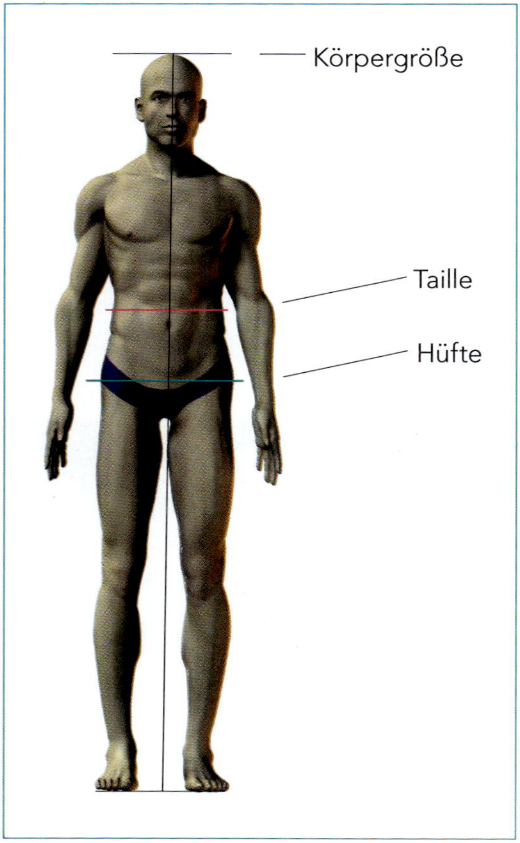

▲ Abb. 6: Körpermaße

Körperbauindizes wurden entwickelt, um Normbereiche sowie Abweichungen von der Norm bestimmen zu können. Dabei handelt es sich immer um Relativmaße, bei denen bestimmte Werte, z. B. Körpergröße und -gewicht, Bauch- oder Hüftumfang, zueinander in Beziehung gesetzt werden. Abweichungen vom Normbereich gehen meist mit gesundheitlichen Risiken und geminderter Leistungsfähigkeit einher.

Achtung:
Jeder Index hat seine Schwachstellen und kann nicht immer auf alle Personengruppen übertragen werden.

3.3.1 BMI – Body-Mass-Index

Bereits im 19. Jahrhundert wurde der wohl bekannteste Index, der BMI, entwickelt. Der BMI ermittelt Normal-, Unter- und Übergewicht sowie Fettleibigkeit mittels folgender Formel:

$$\text{BMI} = \frac{\textbf{Körpergewicht in kg}}{\textbf{Körpergröße in m}^2}$$

Gewichtsgruppen des BMIs	
Bereiche	BMI (kg/m²)
Untergewicht	< 18,5
Normalgewicht	18,5–24,9
Übergewicht	25–29,9
Fettleibigkeit (Adipositas)	≥ 30

Schwachstelle des BMIs ist es, dass in diese Berechnung Fett- und Muskelmasseanteil sowie die Statur des Körpers nicht einfließen. So kann es sein, dass ein schon mit breiter Statur geborener, muskelbepackter Kraftsportler als übergewichtig und gesundheitsgefährdet eingestuft wird, obwohl er dies gar nicht ist. Dieser Index sollte daher eher für Nichtsportler angewandt werden.

3.3.2 Bauchumfang

Bei diesem Index wird mittels eines Maßbands der Bauchumfang in Höhe der Taille (vgl. Abb. 6, S. 52) gemessen. Der gemessene Wert wird kategorisiert. Grundsätzlich lassen sich zwei Fetttypen unterscheiden, der androide, **männliche Fetttyp** und der gynoide, **weibliche Fetttyp**. Der weibliche Fetttyp speichert vermehrt Fett im Hüftbereich und an den Oberschenkeln sowie am Gesäß. Der androide Fetttyp lagert vermehrt Fett im Bauchbereich an, sogenanntes **Viszeralfett**. Viszeralfett ist sehr stoffwechselaktiv, fördert entzündliche Prozesse im Körper und wird mit zahlreichen Erkrankungen wie Diabetes, Herzinfarkt, Schlaganfall, Arteriosklerose usw. in Verbindung gebracht.

Normbereiche des Bauchumfangs für Mann und Frau		
Gesundheitsrisiko	Mann	Frau
Kein Risiko	< 94 cm	< 80 cm
Erhöhtes Risiko	94–101cm	80–87 cm
Stark erhöhtes Risiko	> 102 cm	> 88 cm

Die Schwachstelle ist hier, dass die Körperstatur nicht berücksichtigt wird. Ein gesunder, breit gebauter Mann mit einem flachen, durchtrainierten Bauch und wenig viszeralem Fett kann theoretisch den gleichen Bauchumfang haben, wie ein sehr schmal gebauter Mann mit einem dicken Bauch und einem hohen viszeralen Fettanteil.

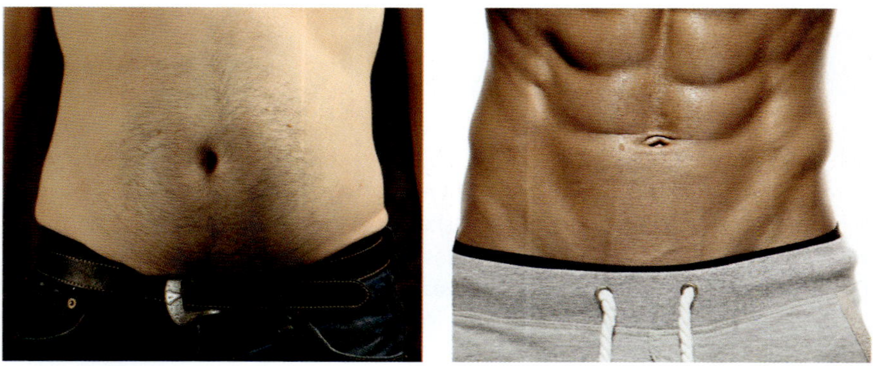

▲ Abb. 7: Körperstaturen mit unterschiedlich viel Bauchfett, aber gleichem Bauchumfang

3.3.3 Weitere gebräuchliche Indizes

Waist-to-hip-Ratio – Taille-Hüft-Verhältnis

Beim Taille-Hüft-Verhältnis wird der Umfang der Taille (Mitte zwischen Beckenkamm und erstem Rippenbogen) durch den Umfang der Hüfte (an der breitesten Stelle) geteilt.

Formel: $$\frac{\text{Taillenumfang in cm}}{\text{Hüftumfang in cm}}$$

Normbereiche der Deutschen Gesellschaft für Sportmedizin und Prävention e. V. (DGSP)		
Bereiche	Mann	Frau
Normalgewicht	< 0,9	< 0,8
Übergewicht	0,90–0,99	0,80–0,85
Adipositas	> 1	> 0,85

Waist-to-height-Ratio – Taille-Größe-Verhältnis

Beim Taille-Größe-Verhältnis wird der Taillenumfang durch die Körpergröße geteilt. Dieser Index erfasst die Verteilung des Körperfetts, sodass das gesundheitsschädliche Viszeralfett berücksichtigt wird. Der Taillenumfang wird wie beim Taille-Hüft-Verhältnis gemessen.

Formel: $$\frac{\text{Taillenumfang in cm}}{\text{Körpergröße in cm}}$$

Gesundheitsbezogene Normbereiche			
Bereiche	Kinder bis 15 J.	Frauen	Männer
Gesundes Schlank	0,35–0,45	0,35–0,41	0,35–0,42
Gesund	0,46–0,51	0,42–0,48	0,43–0,52
Übergewichtig	> 0,52	> 0,49	> 0,53

Ponderal-Index

Der Ponderal-Index ermittelt sich aus folgender Formel:

$$\frac{\text{Körpergewicht in kg}}{\text{Körpergröße in m}^3}$$

Als normalgewichtig wird dabei ein Wert von 11–14 kg/m³ angesehen.
Ein klarer Vorteil des Ponderal-Index ist die Genauigkeit der Werte für kleine und große Menschen.

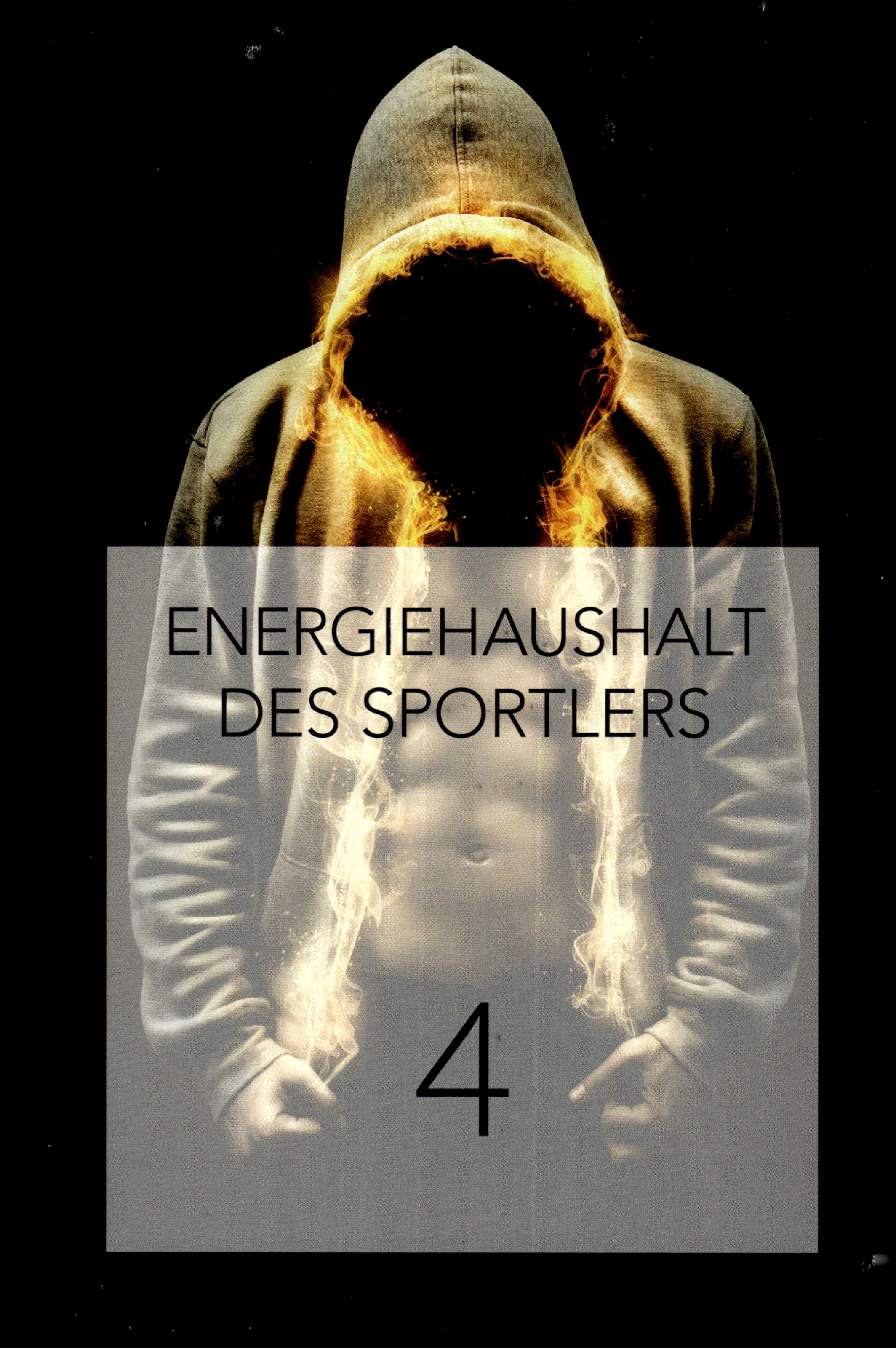

ENERGIEHAUSHALT DES SPORTLERS

4

Was dich in diesem Kapitel erwartet

Im Kapitel Energiehaushalt des Sportlers geht es darum, wie viel Energie der Sportler aus der Nahrung benötigt, um leistungsfähig zu sein. Sicherlich hast du schon einmal selbst die Erfahrung gemacht, wie körperlich matt, geistig müde und emotional leicht reizbar du bist, wenn du Hunger hast. Der Sportler braucht die Energie der Nahrung.

Woher weißt du, wie viele Kalorien du aus der Nahrung aufnehmen sollst? Gibt es Unterschiede im Energiehaushalt verschiedener Personengruppen bzw. bei unterschiedlichen Sportarten? Welche körperlichen Tätigkeiten verlangen dir wie viel Energie ab? Wie du deinen Energiebedarf berechnen kannst, erfährst du in diesem Kapitel.

4.1 Gesamtenergiebedarf und dessen Variationen

Der Mensch ist auf die Zufuhr von Energie aus der Nahrung angewiesen. Dabei unterscheidet sich die Menge an aufzunehmender Energie von Mensch zu Mensch in großem Maße. Es ist klar, dass ein Mensch, der acht Stunden auf der Couch liegt und fernsieht, weniger Energie benötigt, als ein Mensch, der acht Stunden beim Sport oder bei der Arbeit körperlich aktiv ist.
Wie in der folgenden Aufzählung zu erkennen ist, haben verschiedene Faktoren Einfluss auf den Energiebedarf des Menschen.

Einfluss verschiedener Faktoren auf den Energiebedarf der Menschengruppen

- **Geschlecht**: Männer haben bei gleicher Körpergröße und gleichem Körpergewicht einen höheren Energiebedarf als Frauen, da sie von Natur aus mehr Muskelmasse besitzen.
- **Alter**: Mit zunehmendem Alter verlangsamen sich Stoffwechselvorgänge und die Muskelmasse schwindet nach und nach. Der Energiebedarf sinkt somit.
- **Körperliche Aktivität**: Je mehr Muskelmasse bei der Arbeit oder bei sportlichen Aktivitäten beansprucht wird, desto größer ist der Energiebedarf; Extrembeispiel: Ironman vs. Couchpotato.
- **Körpergewicht**: Je mehr Körpergewicht im Alltag getragen werden muss, desto mehr Energie aus Muskelarbeit ist dafür notwendig.
- **Körpergröße**: Bei großen Menschen ist von Natur aus zunächst mehr Muskelmasse vorhanden. Auch ist die Körperoberfläche größer, sodass der Körper mehr Wärme und somit Energie verliert.
- **Lebenssituation**: Z. B. Schwangerschaft, Stress im Beruf und in der Freizeit oder klimatische Veränderungen erhöhen den Energiebedarf.

Menge und Aktivität der Muskulatur haben den größten Einfluss auf Veränderungen des Gesamtenergiebedarfs. Daher spielt für die planmäßige Veränderungen im Gesamtenergieverbrauch die körperliche Aktivität die größte Rolle.

Um den Energieverbrauch bei unterschiedlichen Sportarten zu vergleichen, müssen die **Belastungsnormative** analysiert werden. Je höher Intensität, Dauer, Umfang, Dichte und Häufigkeit der Belastung sind, desto größer ist der Energieverbrauch.

In der Regel treten bei Ausdauersportarten die höchsten Energieverbräuche auf. Grund dafür ist zum einen, dass meist eine Vielzahl an Muskelgruppen aktiv ist. Beim Kraftsport hingegen wird häufig eine Muskelgruppe isoliert trainiert.
Zum anderen werden im Training und Wettkampf der Ausdauersportarten die Belastungen über lange Zeiträume aufrechterhalten. Eine sportliche Rennradausfahrt eines Breitensportlers kann ohne Pausen problemlos vier Stunden dauern. Hingegen fällt ein Besuch im Fitnessstudio meist kürzer aus. Zudem sind im Krafttraining stets Pausen zwischen den Trainingssätzen vorgesehen.

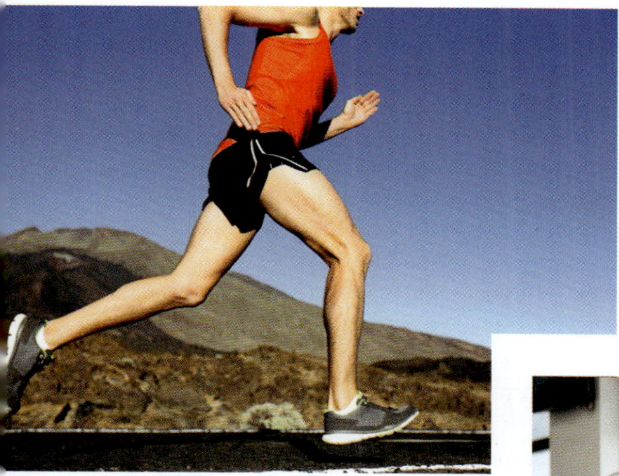

▲ Abb. 1: Aktive Muskelgruppen beim Joggen und beim Krafttraining an Geräten ▶

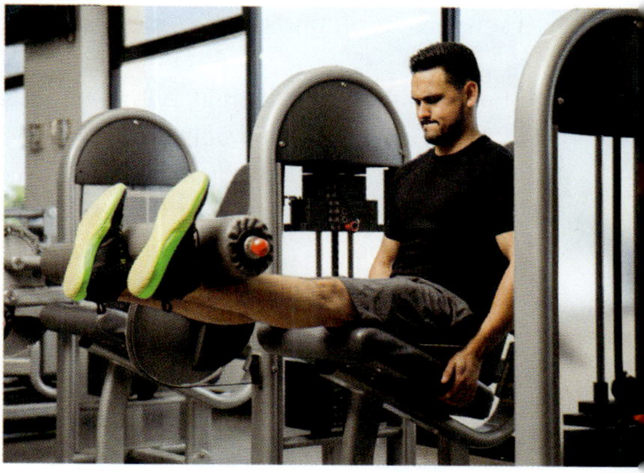

Eine Auswahl an durchschnittlichen Kalorienverbräuchen pro Stunde zeigt folgende Tabelle.

Kalorienverbrauch bei verschiedenen Sportarten (nach Raschka und Ruf)	
Sportart/Disziplin (Belastungsintensität)	Kalorienverbrauch in kcal pro kg Körpergewicht je Zeitstunde
Wandern (4–6 km/Std. / 8,5 km/Std.)	3–4 / 11–12
Laufsport (7–9 km/Std. / 15–17 km/Std.)	7–8 / 14–15
Radfahren (15 km/Std. / 35 km/Std.)	
Schwimmen (<50 m/Min. / > 50 m/Min. / Wettkampf)	3–4 / 11–12 / 13–15
Fußball, Handball, Turnen, Judo	13–15
Krafttraining, Basketball, Hockey, Aerobic	8–9
Tennis, Badminton, Tischtennis, Volleyball	7–8
Tanzen/Rudern (6 km/Std.)	9–11

Folgendes Beispiel zeigt, dass die aufgeführten Werte individuellen Schwankungen unterliegen und vor allem auch vom Trainingszustand abhängig sind.
Ein untrainierter Mensch läuft in einer halben Stunde 5 km. Er ist im Anschluss sehr erschöpft und hat viel Energie benötigt, um die halbe Stunde durchzulaufen.

Ein Marathonprofi läuft in einer halben Stunde ebenfalls 5 km.
Für ihn war dies kaum belastend, er könnte weiterlaufen und hat aufgrund seines guten Trainingszustands weniger Energie benötigt. Sehr deutlich wird das jeweilige Ausmaß an Belastung, wenn man die **maximale Sauerstoffaufnahme** (VO_2max) beider Läufer betrachtet und das **Belastungs-Beanspruchungs-Konzept** heranzieht (vgl. S. 61):

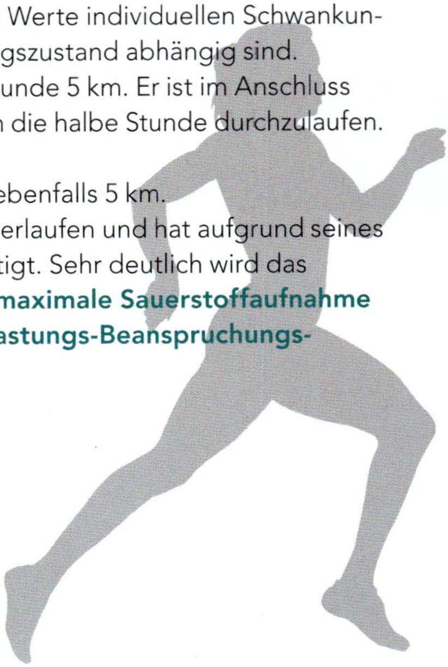

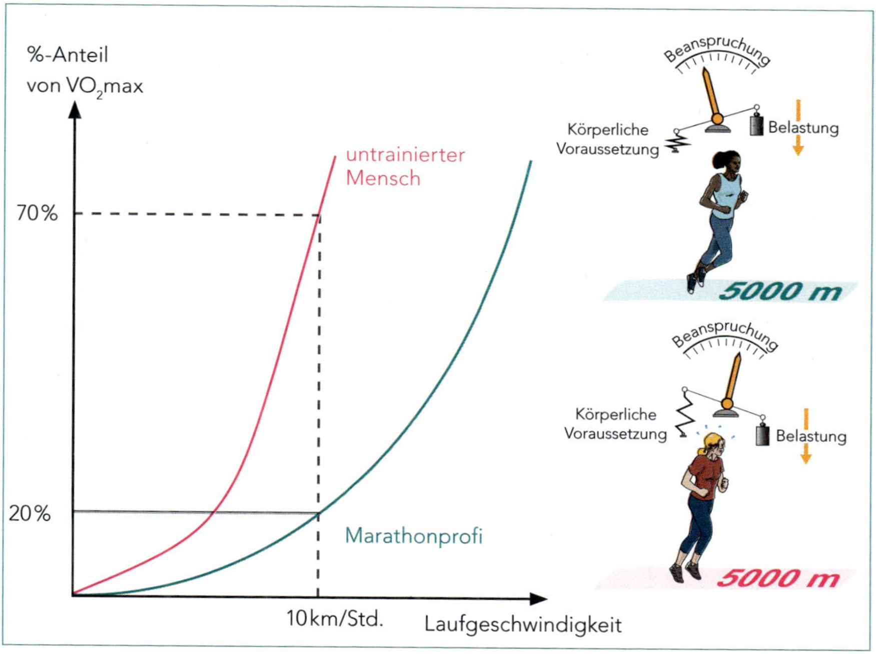

▲ Abb. 2: Belastungs-Beanspruchungs-Konzept, VO_2max von einem Marathonprofi und einem untrainierten Menschen

Bei 10 km/Std. Laufgeschwindigkeit erreicht der Marathonprofi 20% seiner maximalen Sauerstoffaufnahme und der Untrainierte bereits 70%.

VO_2max ist ein Kriterium zur Bewertung der Ausdauerleistungsfähigkeit. Es gibt an, wie viel Sauerstoff der Körper bei Auslastung pro Minute verwerten kann. Je mehr Sauerstoff verwertet werden kann, desto besser ist die Ausdauerleistungsfähigkeit. Dieser Wert kann absolut oder relativ zum Körpergewicht angegeben werden.

4.2 Berechnung des Energiebedarfs

Kilokalorie (kcal) ist eine Maßeinheit, mit der man die in der Nahrung enthaltene Energie beziffert. Sie hat sich im alltäglichen Sprachgebrauch gegenüber Kilojoule (kJ) durchgesetzt.

1 kcal ist die Menge an Energie, die benötigt wird, um 1 Liter Wasser von 14,5°C auf 15,5°C zu erwärmen.

1 kcal = 4 kJ

Der Gesamtenergiebedarf des Menschen setzt sich aus zwei Größen zusammen und wird stets für 24 Stunden berechnet:

Gesamtenergiebedarf = Grundumsatz + Leistungsumsatz

4.2.1 Grundumsatz

Definition Der Grundumsatz ist die Menge an Energie, die der Körper benötigt, um alle lebensnotwendigen Körperfunktionen aufrechtzuhalten.

Gemessen wird der Grundumsatz

- bei völliger Ruhe der Person, im Liegen
- 12 Stunden nach der letzten Nahrungsaufnahme
- bei einer Raumtemperatur von 20 °C und leichter Bekleidung der Person
- bei psychischer Ruhe

Näherungsweise berechnet man den Grundumsatz mit folgender Formel:

Grundumsatz = 1 kcal/kg Körpergewicht/Stunde

Jan, 21 Jahre,
175 cm, 75 kg:

Grundumsatz von
1 kcal x 75 kg x 24 Std. = 1.800 kcal

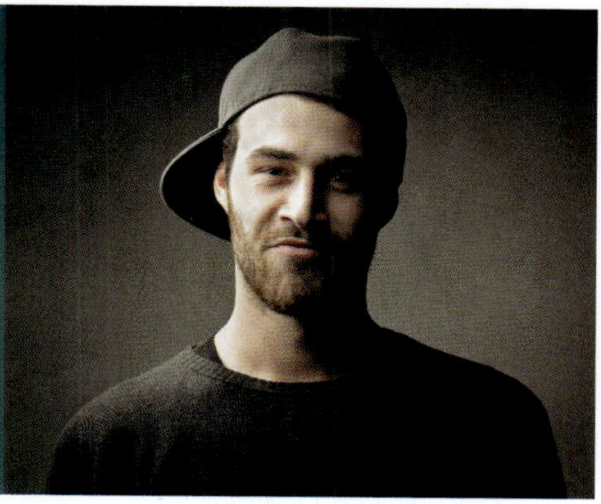

Die aufgeführten Organe haben folgenden Anteil am Grundumsatz (nach Huppelsberg und Walter):

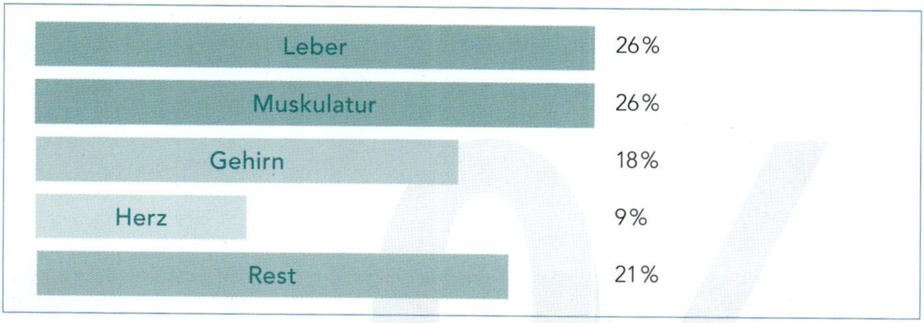

▲ Abb. 3: Prozentualer Anteil des Energiebedarfs bestimmter Organe am Grundumsatz

Weitere Elemente, die den Grundumsatz beeinflussen, sind:

- Geschlecht (Mann 10 % > Frau)
- Alter
- Körpergewicht
- Körpergröße
- Hormone
- Klima
- Lebenssituation (z. B.: Schwangerschaft)

4.2.2 Leistungsumsatz

Definition Unter dem Leistungsumsatz versteht man die Menge an Energie, die der Körper über den Grundumsatz hinaus benötigt.

Gemessen wird der Leistungsumsatz mithilfe des **PAL-Faktors**. PAL steht für Physical Activity Level, also für das Ausmaß an körperlicher Aktivität. Je anstrengender die körperliche Aktivität, desto höher der PAL-Faktor. Der PAL-Faktor wird als ein Vielfaches vom Grundumsatz angegeben.

PAL-Faktoren (nach Raschka und Ruf)

Tätigkeit/Belastung	PAL-Wert	Beispiel
Sitzend, liegend	1,2	Alte, gebrechliche Menschen
Fast nur sitzend	1,4–1,5	Schreibtischtätigkeit
Überwiegend sitzend, gelegentlich auch stehend/gehend	1,6–1,7	Kraftfahrer, Studierende
Überwiegend gehend/stehend	1,8–1,9	Kellner, Handwerker
Körperlich anstrengende Arbeit	2,0–2,4	Bauarbeiter, Sportler

Tagesablauf von Jan (21 Jahre, 175 cm, 75 kg)

8 Std. Schlaf = 1 kcal/kg KG*/Std.	= 75 kg x 8 Std. =	600 kcal
8 Std. Ferienjob auf der Baustelle	= 2,4 PAL x 75 kg x 8 Std. =	1.440 kcal
3 Std. auf der Couch fernsehen	= 1,2 PAL x 75 kg x 3 Std. =	270 kcal
1 Std. Krafttraining = 8 kcal/kg** KG/Std.	= 8 kcal x 75 kg x 1 Std. =	600 kcal
4 Std. Freunde treffen	= 1,5 PAL x 75 kg x 4 Std. =	450 kcal
	Gesamtenergiebedarf =	3.360 kcal

(Grundumsatz (vgl. S. 63) = 1.800 kcal, Leistungsumsatz = 1.560 kcal)

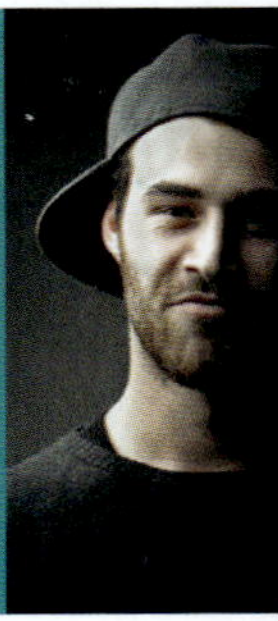

* KG = Körpergewicht

** in der Tabelle (vgl. S. 60) wird angegeben, dass pro Stunde Krafttraining 8–9 kcal/kg KG verbraucht werden. In diesem Wert ist bereits 1 kcal/kg KG/Std. Grundumsatz enthalten, sodass diese 1 kcal von den 9 kcal/kg KG/Std. abgezogen werden muss.

Rennradprofi, Sprintertyp (27 Jahre, 188 cm, 85 kg)

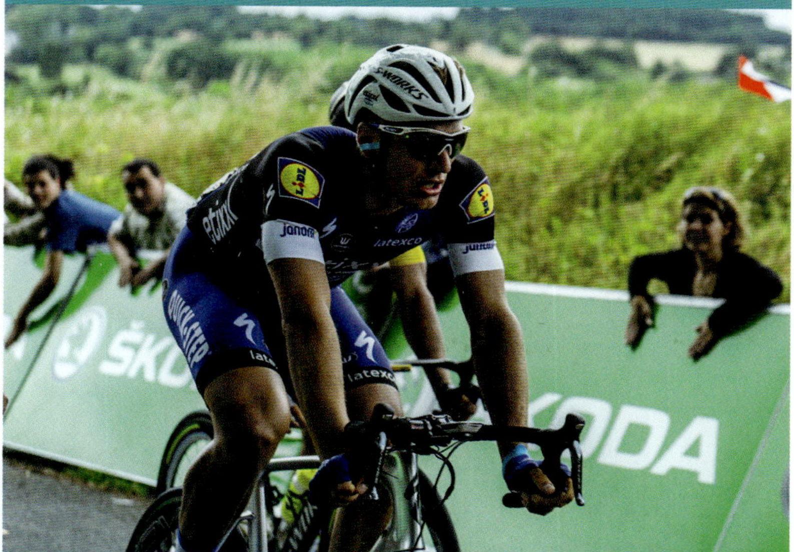

▲ Abb. 4: Marcel Kittel, Karriereende 2019

8 Std. Schlaf	=	1 kcal/kg KG/Std. = 85 kg x 8 Std.	=	680 kcal
1 Std. Warm-up	=	7 kcal x 85 kg x 1 Std.	=	595 kcal
5 Std. Radsportetappe	=	14 kcal x 85 kg x 5 Std.	=	5.950 kcal
1 Std. Cool-down	=	7 kcal x 85 kg x 1 Std.	=	595 kcal
9 Std. Regeneration	=	1,2 PAL x 85 kg x 9 Std.	=	918 kcal
		Gesamtenergiebedarf	=	8.738 kcal

Näherungswert zum Gesamtenergiebedarf eines Rennradprofis bei einer Etappe eines Mehrtagerennens.

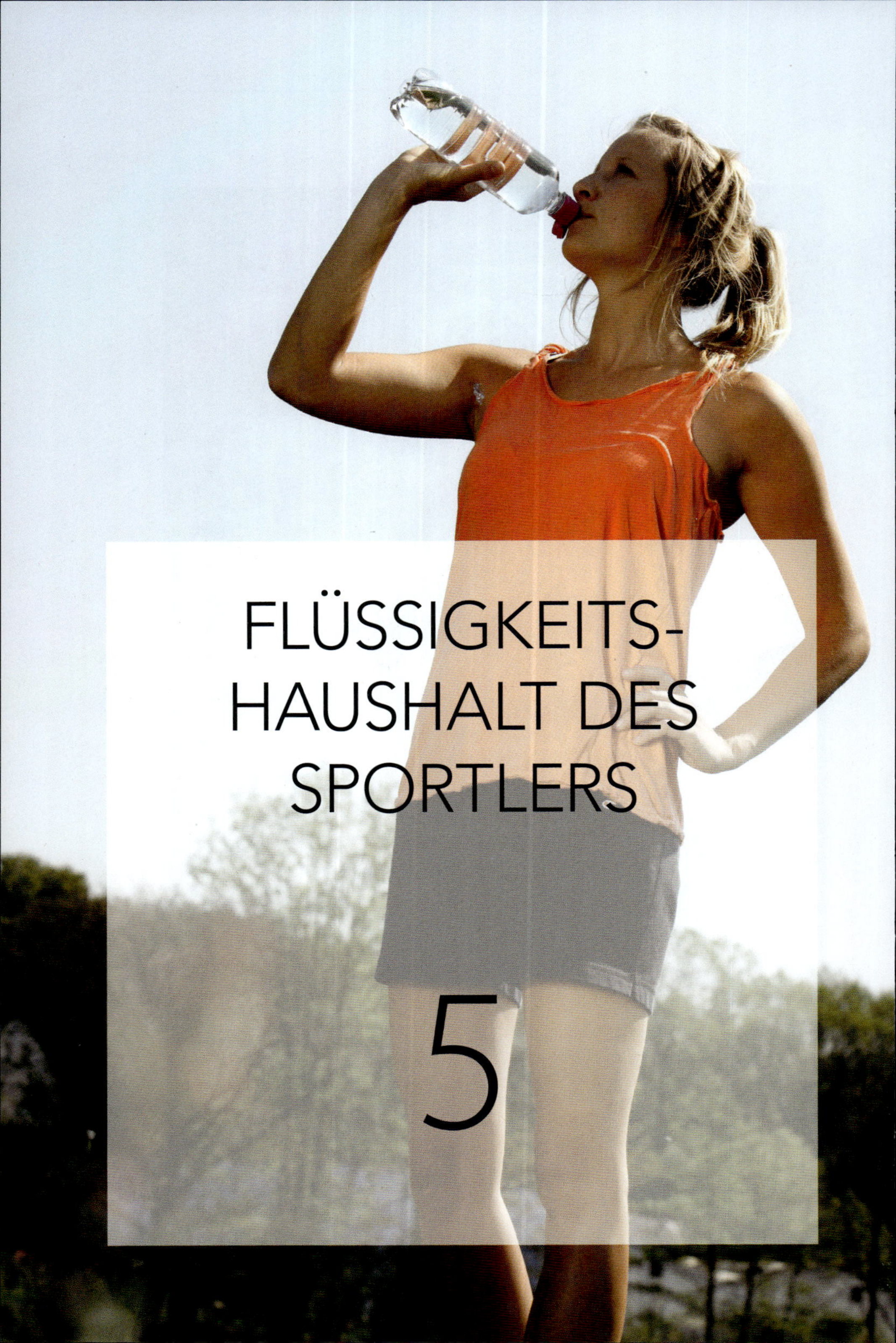

FLÜSSIGKEITS-HAUSHALT DES SPORTLERS

5

Was dich in diesem Kapitel erwartet

Sport ohne Schwitzen – das ist undenkbar. Wer viel schwitzt, der muss viel trinken – das ist klar.

Hast du dich schon einmal gefragt, woher die weißen Salzränder an zunächst durchgeschwitzten und dann getrockneten Sportklamotten kommen?
Sicherlich hast du auch schon beobachtet, dass sich die Farbe deines Urins von klar-durchsichtig bis dunkelgelb verändern kann. Warum?
Welche Getränke sind sinnvoll während des Sports?
Was solltest du beim Trinken beachten?

In diesem Kapitel erfährst du wissenswertes zum Flüssigkeitshaushalt des Sportlers.

5.1 Flüssigkeitsverteilung im menschlichen Körper

Wasser ist die Lebensgrundlage für den Menschen. 50–65 % des ausgewachsenen Körpers bestehen aus Wasser. Je älter der Mensch wird, desto geringer ist sein Körperwasseranteil.

Verteilung des Körperwassers

Flüssigkeitsbereich im Körper	Einteilung	Beschreibung	Anteil am Gesamtwasser (60 %)	Grafik
Intrazellularraum (IZR)		Wasser in den Körperzellen	40 %	IZR 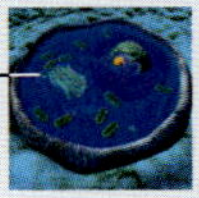
Extrazellularraum (EZR)	Interzellularraum	Wasser zwischen den Körperzellen	15 %	EZR 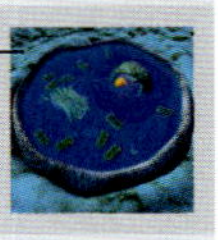
	Intravasalraum	Wasser in den Blutgefäßen	5 %	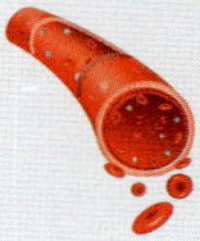

Wasser übernimmt in den drei genannten Körperbereichen wichtige Aufgaben. Im Intrazellularraum werden z. B. die Brennstoffe bei der Energiegewinnung mithilfe von Wasser verstoffwechselt. Außerhalb der Zellen hält das Wasser z. B. das Blut flüssig und kann so Transportaufgaben ausüben. Auch der Flüssigkeitsbereich um die Körperzellen herum muss funktionsfähig sein, sodass Nährstoffe in die Zellen und Stoffwechselendprodukte aus den Zellen herausgelangen können.

Da Mineralstoffe über osmotische Anziehungskräfte die Flüssigkeitsverteilung im Körper regulieren und auch gemeinsam verloren gehen (über Schweiß, Urin usw.), ist der Wasserhaushalt immer in Verbindung mit dem Mineralstoffhaushalt zu betrachten.

5.2 Wasserbilanz

Definition Die Wasserbilanz beschreibt das Verhältnis von Wasseraufnahme zu Wasserabgabe im menschlichen Körper.

An einem Tag ohne sportliche Belastung könnte eine ausgeglichene Wasserbilanz wie folgt aussehen:

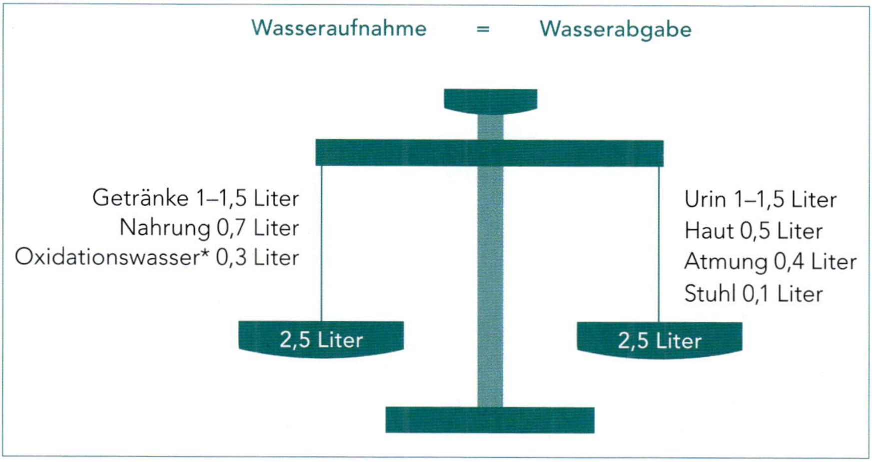

▲ Abb. 1: Ausgeglichene Wasserbilanz, ohne sportliche Belastung

* Oxidationswasser ist Wasser, das während des Stoffwechsels entsteht, wenn sich zwei Wasserstoffteilchen mit einem Sauerstoffteilchen (z. B. bei der aeroben Glykolyse) verbinden.

Insbesondere Sportler sollten auf eine ausgeglichene Wasserbilanz achten, da sonst Leistungseinbußen drohen. Beschleunigte Atmung und Schweißabgabe über die Haut steigern die Wasserabgabe. Dieser erhöhte Bedarf an Flüssigkeit sollte durch geeignete Sportgetränke ausgeglichen werden.

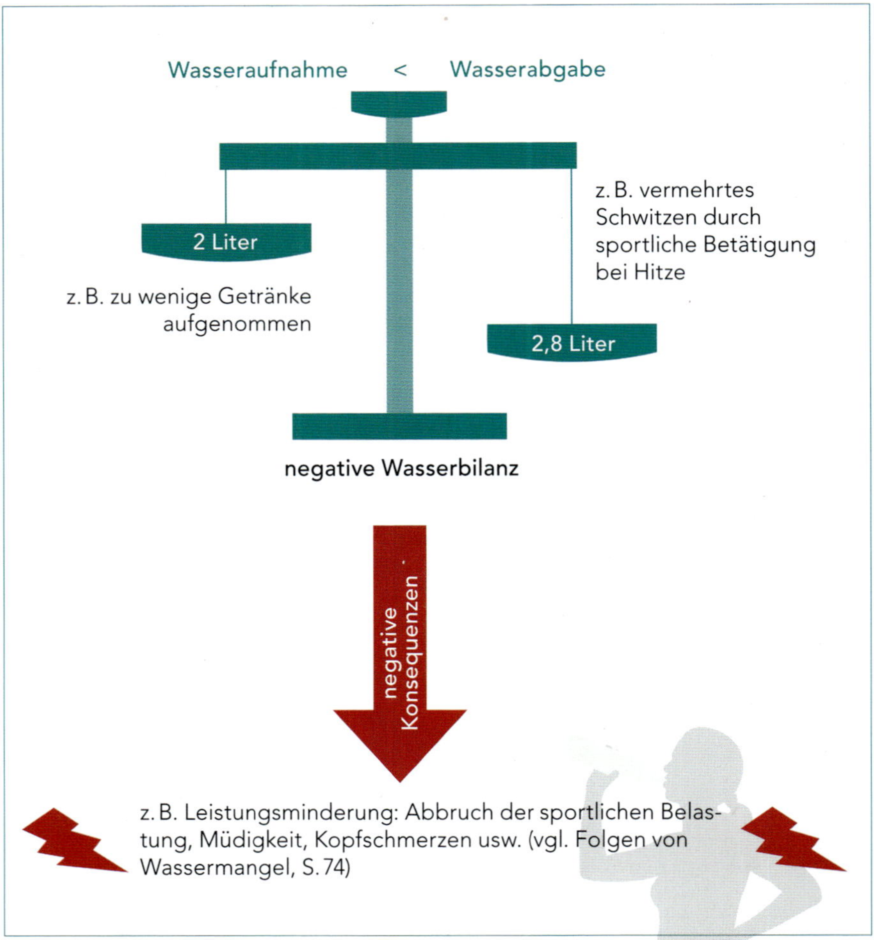

▲ Abb. 2: Negative Wasserbilanz

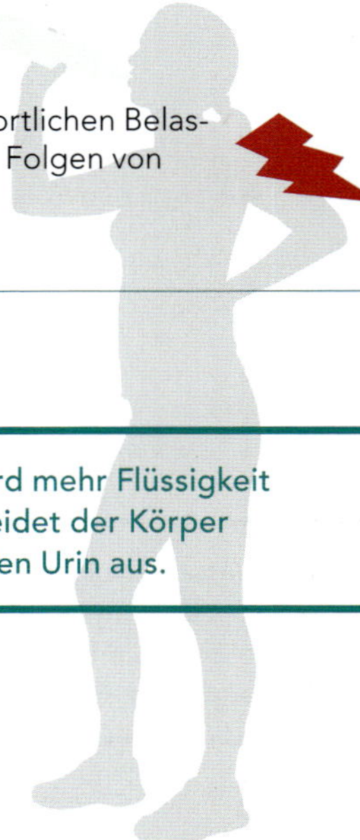

Eine positive Wasserbilanz gibt es nicht. Wird mehr Flüssigkeit aufgenommen, als benötigt wird, so scheidet der Körper die überschüssige Flüssigkeit über den Urin aus.

5.3 Zusammensetzung des Schweißes und dessen Bedeutung für den Sportler

Der Temperaturbereich von 36,3–37,4 °C ist für den Menschen die optimale Körperkerntemperatur. Alle Abweichungen von diesem Temperaturbereich sind für den menschlichen Körper belastend oder gar gesundheitsschädigend. Daher hat der Mensch den Mechanismus der **Thermoregulation** entwickelt, um Wärme aufzunehmen, zu bilden und abzugeben. Das Schwitzen und die Blutgefäßweitstellung sind zwei lebensnotwendige Fähigkeiten, um den Körper vor dem Überhitzen zu schützen. Der Schweiß verdunstet auf der Haut, sodass der Körper gekühlt wird.

Zusammensetzung des Schweißes (nach Raschka und Ruf)				
Mineralstoff	**Nichtsportler: Bedarf pro Tag**	**Verluste pro Liter Schweiß**	**Sportler (intensiv): Bedarf pro Tag bei 3 Liter Schweißbildung + Bedarf Nichtsportler**	
Kochsalz (NaCl)	6 g	2–3 g (700–1500 mg Na)	ca. 12 g	= 1 % des Schweißes
Kalium	2000 mg	200–400 mg	ca. 3 g	
Magnesium	350 mg (M), 300 mg (F)	2–10 mg	ca. 370 mg	
Kalzium	1000 mg	20–40 mg	ca. 2000 mg	
Eisen	10 mg (M), 15 mg (F)	0,3–0,6 mg	ca. 16 mg	
Zink	10 mg (M), 7 mg (F)	0,5–1,0 mg	ca. 12 mg	
M: Männer F: Frauen				
Wasser				= 99 % des Schweißes

Hauptsächlich geht mit dem Schweiß Wasser verloren, aber auch wichtige Mineralstoffe, insbesondere Kochsalz (NaCl). Das kannst du sehr gut erkennen, wenn du den Schweiß trocknen lässt. Dann bilden sich weiße Salzränder an der Bekleidung oder eine Salzkruste auf der Haut.

Der Wiege-Test
Die Schweißproduktion und somit der Wasserverlust ist von Sportler zu Sportler unterschiedlich. Wenn du genau wissen möchtest, wie viel Körperwasser du bei einer üblichen Trainingseinheit verlierst, kannst du den Wiege-Test durchführen. Dabei wiegst du dich einmal vor und dann direkt nach dem Sport. Der Gewichtsverlust entspricht deinem Verlust an Körperwasser. Solltest du während des Sports jedoch etwas trinken, dann muss diese Menge in der Rechnung berücksichtigt werden.
Auch solltest du dich so leicht wie möglich anziehen, da die Kleidung den Schweiß und somit Gewicht festhält.

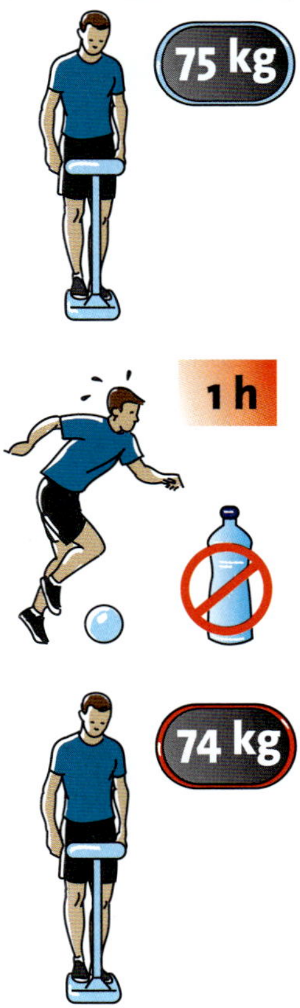

▲ Abb. 3: Der Wiege-Test

Einflussfaktoren auf die Schweißproduktion:

- **Klimatische Bedingungen**: Umgebungstemperatur, Luftfeuchtigkeit, Wetter, Akklimatisierungsgrad
- **Geschlecht**: Mann > Frau
- **Trainingszustand**: trainiert > untrainiert, Trainierte haben mehr aktive Schweißdrüsen → bessere Kühlung, auch werden weniger Mineralstoffe ausgeschieden
- **Sportart**: z. B. Rennradfahrer erfahren Kühlung durch Fahrtwind oder Schwimmer durch die Wassertemperatur
- **Phase des Sports**: Wettkampf > Training
- **Bekleidungsmaterial**: atmungsaktive Kleidung ist besser als isolierende Materialien

Neben der pauschalen Trinkempfehlung der DGE von 1,5 l/Tag, gibt es eine weitere körpergewichtsbezogene Trinkempfehlung für normalgewichtige Erwachsene. Der Sport ist hierbei nicht berücksichtigt.

30–40 ml x kg Körpergewicht = ml/Tag

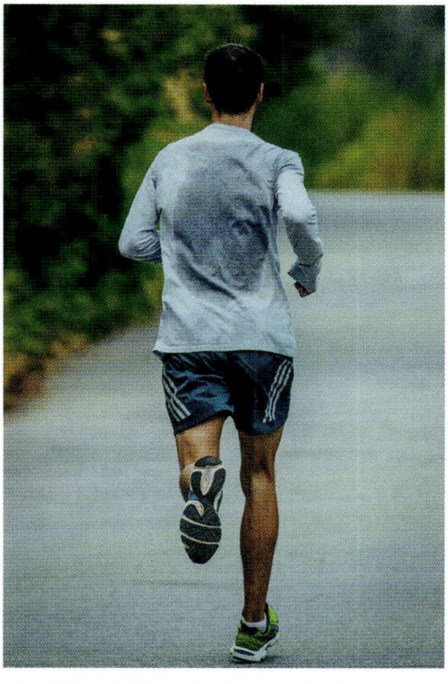

▲ Abb. 4: Verschwitzter Läufer

5.4 Folgen von Wassermangel für den Sportler

Erleidet der Sportler einen Wassermangel, dann hat dies schnell negative Konsequenzen. Folgende Reaktionskette lässt sich dabei aufstellen:

Schwitzen
↓
Abnahme des Blutvolumens
↓
Verdickung des Bluts
↓
Geringere Durchblutung der Muskulatur und somit schlechtere Nährstoffversorgung
↓
Anstieg der Körperkerntemperatur
↓
Leistungsminderung

Negative Erscheinungen bei Verlust an Körperwasser in % (nach Konopka)	
1–5 %	Starkes Durstgefühl, gesteigerte Herzfrequenz, weniger Kraft- und Ausdauerleistungsfähigkeit, Schlappheit, Müdigkeit, Unwohlsein
6–10 %	Schwindel, starke Kopfschmerzen, stark vermindertes Blutvolumen, stark erhöhte Blutkonzentration, Atemschwierigkeiten, Sauerstoffabnahme im Blut
11–20 %	Schwere Krämpfe, Sehstörungen, Ausbleiben des Harndrangs, angeschwollene Zunge, stark beeinträchtigte Sinneswahrnehmung, Apathie

Urinfarbe als Indikator des Wässerungsstatus
Um dich vor den oben genannten negativen Konsequenzen des Wassermangels zu schützen, solltest du stets deine Urinfarbe prüfen. Ist diese dunkel, dann solltest du nach und nach kleine Mengen trinken, bis die Urinfarbe klar wird.

5.5 Rehydration und das optimale Sportgetränk

Auch wenn der Sportler gut hydriert (klare Urinfarbe) in die sportliche Belastung startet, kommt es je nach Belastungsdauer, -intensität und klimatischen Bedingungen zu unterschiedlich starken Schweißverlusten. Dieser Verlust sollte in ca. 1,5-facher Menge nach der Belastung wieder ausgeglichen werden. Folgende Richtwerte allgemeiner Trinkempfehlungen gelten unter Berücksichtigung persönlicher Schwankungen und Vorlieben:

Trinkempfehlungen bezogen auf die Belastungsdauer (nach Raschka und Ruf)	
< 1 Stunde	Wenn der Sportler gut hydriert ist, ist kein Ersatz notwendig. 2 Stunden bis 30 Minuten vor sportlicher Belastung ausreichend, aber nicht zu viel trinken.
> 1 Stunde	Bereits während der Belastung trinken. Alle 20 Minuten oder in Spielpausen ca. 150 ml trinken.
> 1,5 Stunden > 45 Min. intensiv	Während der Belastung oder in Spielpausen alle 10–20 Minuten 150–250 ml trinken. Ziel: 600–1000 ml/Stunde

Wie in Kapitel 5.3 beschrieben, gehen mit dem Schweiß Körperwasser und Mineralstoffe verloren. Hinzu kommt, dass Energieressourcen (Glykogen- und Fettspeicher) zur Energiegewinnung angegriffen bzw. sogar aufgebraucht werden.

Das optimale Sportgetränk ersetzt sowohl die über den Schweiß verloren gegangenen Mineralstoffe als auch das verloren gegangene Körperwasser. Zudem gibt es einen Teil der durch den Sport verbrauchten Energie in Form von Kohlenhydraten zurück.

Verschiedene Getränke erfüllen diese Voraussetzungen:

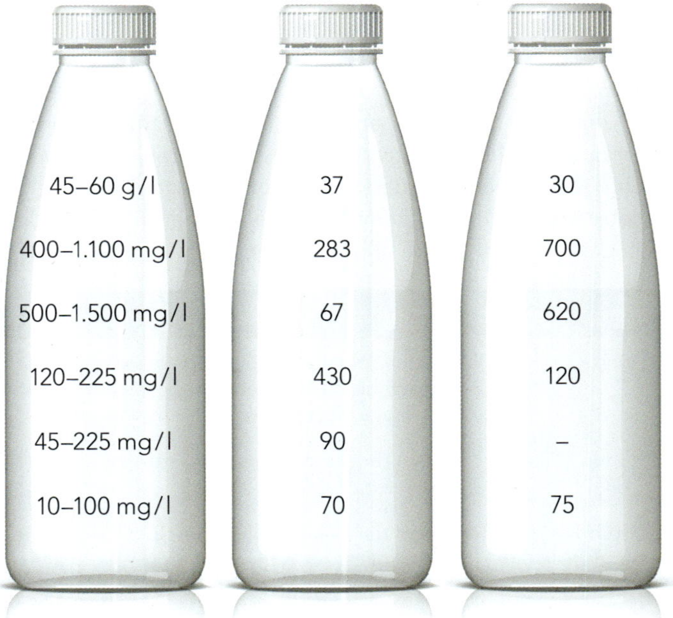

Getränk	Optimalgetränk	Apfelsaftschorle (1:2)	Isogetränk
Inhaltsstoffe			
Zucker	45–60 g/l	37	30
Natrium	400–1.100 mg/l	283	700
Chlorid	500–1.500 mg/l	67	620
Kalium	120–225 mg/l	430	120
Kalzium	45–225 mg/l	90	–
Magnesium	10–100 mg/l	70	75

▲ Abb. 5: Optimalgetränk, Apfelsaftschorle, Isogetränk im Vergleich (nach Raschka und Ruf)

Die Werte der Apfelsaftschorle variieren selbstverständlich. Je nach eingesetztem Mischverhältnis und Mineralwasser, kann mit einer Apfelsaftschorle und einer Messerspitze Kochsalz ein bedarfsgerechtes und günstiges Sportgetränk hergestellt werden.

In Verbindung mit der Rehydration und dem Mineralstoffhaushalt werden immer wieder **isotone Sportgetränke** eingesetzt. Diese werden vom Körper schneller aufgenommen und „halten" die aufgenommene Flüssigkeit besser im Körper. Weniger geeignet sind hypo- und hypertone Getränke. Hypotone Getränke ersetzen die verloren gegangenen Mineralstoffe nicht. Hypertone Getränke müssen zunächst mit körpereigenem Wasser „verdünnt" werden, bevor sie ins Blut gelangen.

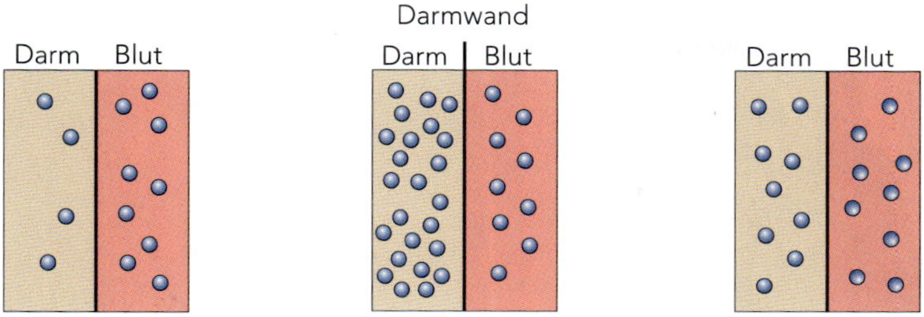

Hypoton

Die Teilchenzahl des Getränks ist geringer als die des Bluts, z. B.: Leitungswasser, Tee

- Geringer bis kein Kohlenhydrat-/Elektrolytanteil
- Getränke werden schnell ins Blut aufgenommen, aber aufgrund der fehlenden Mineralstoffe jedoch nicht im Körper „festgehalten", sondern ausgeschieden
- **Bedingt geeignet zur Rehydration, zusätzlich kleine Mengen an Kohlenhydraten aufnehmen**

Hyperton

Die Teilchenzahl des Getränks ist größer als die des Bluts, z. B.: Cola, Saft pur

- Hoher Kohlenhydrat- und/oder Elektrolytanteil
- Getränke haben eine lange Magenverweildauer, der hohe Fruchtzuckeranteil kann abführend wirken. Getränke müssen zunächst mit körpereigenem Wasser verdünnt werden.
- **Ungeeignet als Sportgetränk**

Isoton

Die Teilchenzahl im Getränk entspricht der Teilchenzahl des Bluts: Sportgetränke

- Idealer Kohlenhydrat-/Elektrolytanteil
- Getränke werden schnell aufgenommen und liefern notwendige Kohlenhydrate (45–60 g/l) und Elektrolyte (v. a. NaCl).
- **Perfekt geeignet zur Rehydration**

▲ Abb. 6: Teilchenkonzentration (Tonizität) verschiedener Getränke

Bevor ein Sportler im Wettkampf eine neue Trinkstrategie verfolgt, sollte er diese zuvor im Training erproben. Saures Aufstoßen, Magenkrämpfe und Durchfall sind unerwünschte Nebenwirkungen einer falschen Trinkstrategie.

ERNÄHRUNG IM AUSDAUERSPORT

6

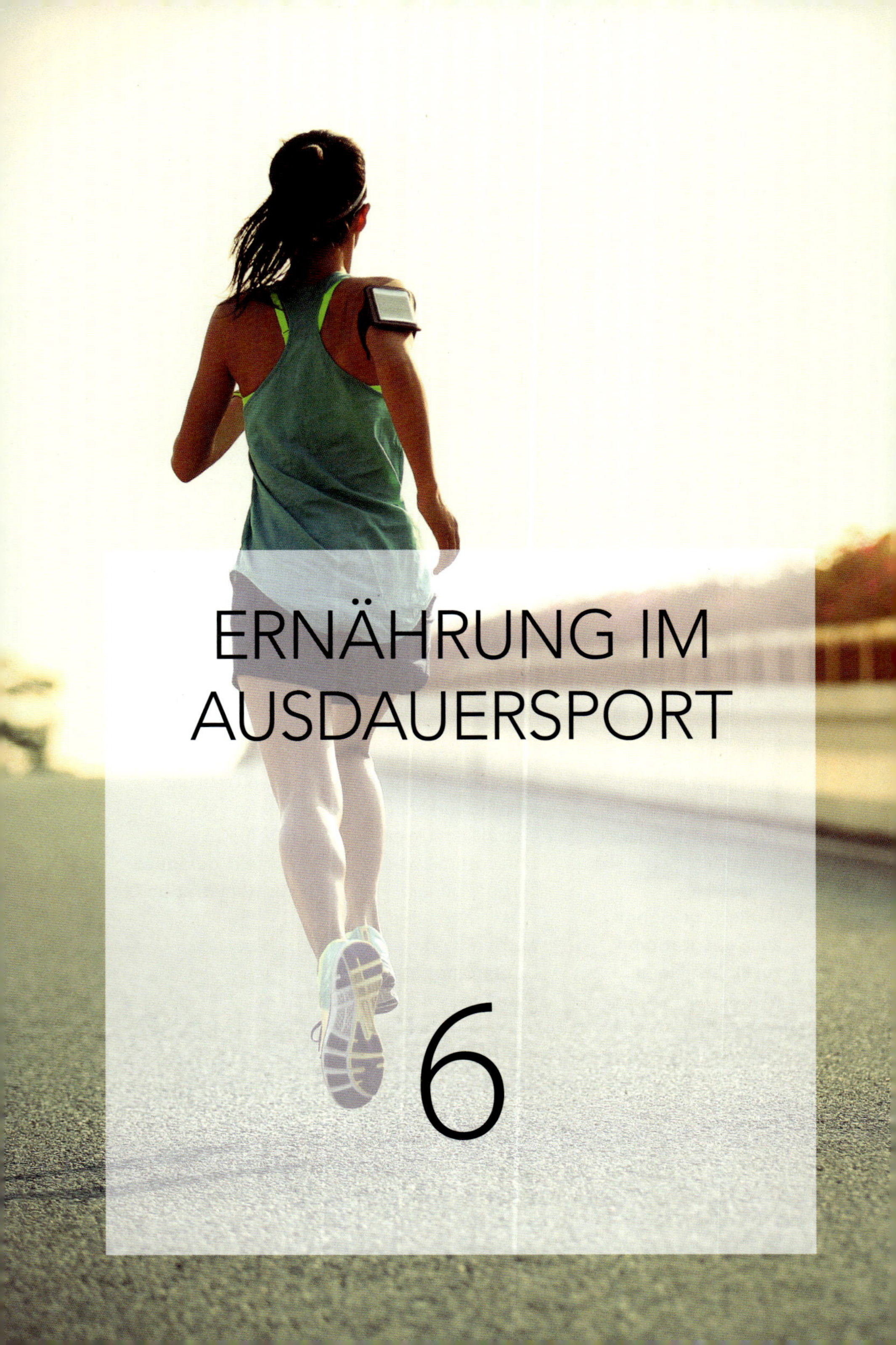

Was dich in diesem Kapitel erwartet

Bei großen Ausdauersportevents, z. B. einem Marathon, findet mittlerweile fast immer eine Nudelparty am Abend vor dem Wettkampf statt. Die Sportler versprechen sich davon aufgefüllte Glykogenspeicher. Diese Speicher werden dann im Wettkampf angegriffen und aufgebraucht, um sportliche Leistungen zu vollbringen.

Auch ist klar, dass die Ernährung während des Wettkampfs an Bedeutung gewinnt, je länger der Wettkampf dauert. Einen Ironman, den die weltbesten Triathleten in 8 Stunden, ambitionierte Breitensportler in 10 bis 15 Stunden absolvieren, ohne Essen und Trinken durchstehen? Unmöglich!

Weitere Besonderheiten der Ernährung im Ausdauersport wie z. B. die häufig praktizierte „Schweden-Diät", bei der die Glykogenspeicher über das Ausgangslevel aufgefüllt werden, werden in diesem Kapitel beschrieben.

6.1 Typische Sportarten und deren sportmotorisches Anforderungsprofil

Typische Sportarten aus dem Bereich des Ausdauersports sind:

Belastungsdauer	**Kurzzeitausdauer (KZA)** 30–120 Sek.	**Mittelzeitausdauer (MZA)** 2–10 Min.	**Langzeitausdauer (LZA)**			
			LZA 1 10–35 Min.	**LZA 2** 35–90 Min.	**LZA 3** 90–360 Min.	**LZA 4** > 6 Std.
	Dauer →					
Sportart/Disziplin	400-m-Lauf 800-m-Lauf	1.000-m-Lauf 3.000-m-Lauf	5.000-m-Lauf 10.000-m-Lauf	Halbmarathon	Marathon	100-km-Lauf
				Sprintdistanz Triathlon	olympische Distanz und Mitteldistanz Triathlon	Langdistanz Triathlon (Ironman)
	100-m-Schwimmen 200-m-Schwimmen	400-m-Schwimmen	1.500-m-Schwimmen		10-km-Schwimmen	
		Sprintdistanzen Skilanglauf		15-km-Skilanglauf 30-km-Skiathlon	50-km-Skilanglauf	
				20-km-Gehen	50-km-Gehen	
		Sprintdistanzen Rudern			Bergsteigen/Wandern	Radmarathon
Art der Energiebereitstellung	anaerob aus ATP-, Kreatinphosphat- und Kohlenhydratspeichern	mehr und mehr aerob aus Kohlenhydratspeichern	vorwiegend aerob aus Kohlenhydratspeichern, zunehmend aus dem Fettspeicher			

▲ Abb. 1: Typische Ausdauersportarten nach Belastungsdauer

Der Ausdauersport lässt sich nach verschiedenen Kriterien, wie z. B.

- der Art der Energiebereitstellung (anaerob, aerob),
- der an der Bewegung beteiligten Muskulatur (lokal, allgemein),
- der Arbeitsweise der Muskulatur (dynamisch, statisch)

unterscheiden.

Das gängigste Kriterium zur Unterscheidung ist jedoch die **Belastungsdauer**. Es werden Kurzzeit-, Mittelzeit- und Langzeitausdauer unterschieden. Die Langzeitausdauer (LZA) wird nochmals in vier Formen (LZA 1, 2, 3, 4) unterteilt.

Definition Ausdauer wird definiert als die psychische und physische Widerstandsfähigkeit gegen lang anhaltende Belastungen sowie die schnelle Wiederherstellungsfähigkeit (Erholung) nach der Belastung.

In allen Ausdauersportarten/-disziplinen aus KZA, MZA und LZA bestimmt die sportmotorische Hauptbeanspruchungsform Ausdauer die Leistung am stärksten. Im KZA- und MZA-Bereich sind Schnelligkeit und Kraft von größerer Bedeutung als im LZA-Bereich. Beweglichkeit und Koordination hängen wiederum mehr von den Ausdauersportarten/-disziplinen ab als von der Belastungsdauer.

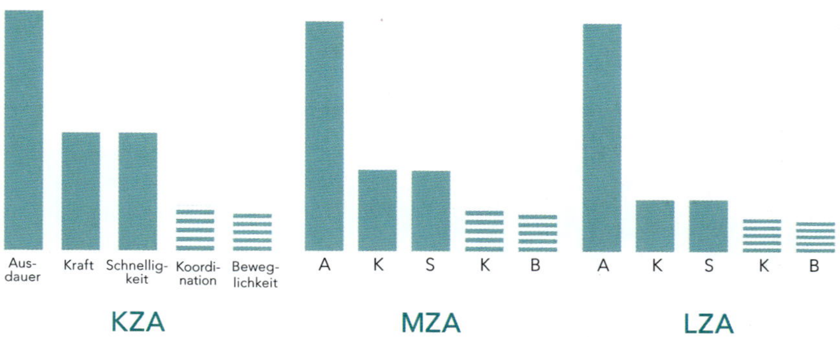

Selbstverständlich unterscheiden sich die sportmotorischen Anforderungsprofile auch zwischen den verschiedenen Ausdauersportarten.

▲ Abb. 2: Sportmotorische Hauptbeanspruchungsformen von KZA-,MZA- und LZA-Bereich

6.2 Bedeutung der Hauptnährstoffgruppen für Ausdauersportler

Kohlenhydrate

- Kohlenhydrate liefern gemeinsam mit den Fetten die für den Sport und die Alltagsaktivitäten notwendige Energie. Bei Ausdauersportarten hängt die Leistungsfähigkeit eng mit den Kohlenhydratreserven und damit mit der optimalen Kohlenhydratversorgung zusammen.
- Kohlenhydrate können vom Körper nicht gespeichert werden, daher wandelt der Körper die Kohlenhydrate in Glykogen um und speichert diese mithilfe von Wasser und Kalium in Leber und Muskeln. Ca. 3 g Wasser werden von 1 g Glykogen gebunden. Bei hohen Intensitäten liefern die Glykogenspeicher Energie für ca. 90 Minuten Belastung. Die Größe der Glykogenspeicher vergrößert sich mit dem Ausdauertraining.
- Fällt der Blutzuckerspiegel ab, weil der Sportler lange nichts gegessen hat oder einer sportlichen Belastung ausgesetzt ist, werden Glykogenreserven abgebaut und zur Energiegewinnung genutzt.
- Aufgefüllte Glykogenspeicher sind zwingend notwendig, um im Wettkampf (v. a. im KZA-, MZA-, LZA-1- und -2-Bereich) maximale Leistung erbringen zu können. Bei noch längeren Belastungen müssen Kohlenhydrate durch z. B. Energieriegel zugeführt werden. Bei Belastungen von mehr als 2 Stunden sollten 60–90 g Kohlenhydrate / Stunde aufgenommen werden.

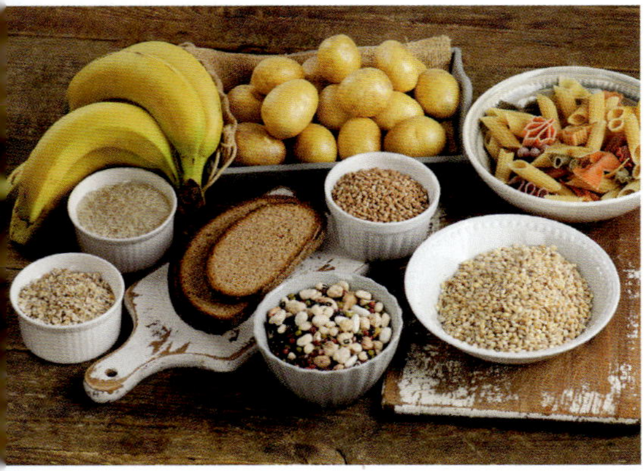

Die Energieaufnahme während der sportlichen Belastung kann und sollte trainiert werden. Spitzensportlern gelingt es so auch im Wettkampf bis zu 120 g Kohlenhydrate pro kg Körpergewicht aufzunehmen. Das Training der Nahrungsaufnahme während der sportlichen Belastung wird auch als **Training the gut** bezeichnet.

Speicherorte des Glykogens – bei Sportler und Nicht-Sportler im Vergleich			
Speicherort	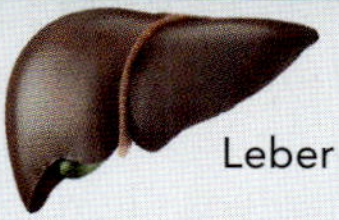 Leber	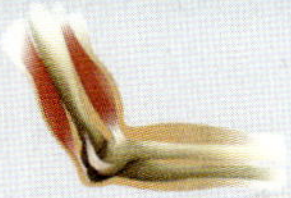 Muskel	Gesamt-Glykogen
Sportler	100 g	500 g	600 g
Nicht-Sportler	50–80 g	220–250 g	ca. 300 g

- Die Energie aus Kohlenhydraten steht deutlich schneller zur Verfügung als die Energie aus Fetten. Dabei werden die Kohlenhydrate sowohl ohne (anaerob) als auch mit Sauerstoff (aerob) zur Energiegewinnung genutzt (vgl. Abb. 3). Für kurze intensive Belastungen werden Kreatinphosphat und Kohlenhydrate herangezogen, je länger eine Belastung anhält, desto bedeutender werden die Fette als Energiequelle.

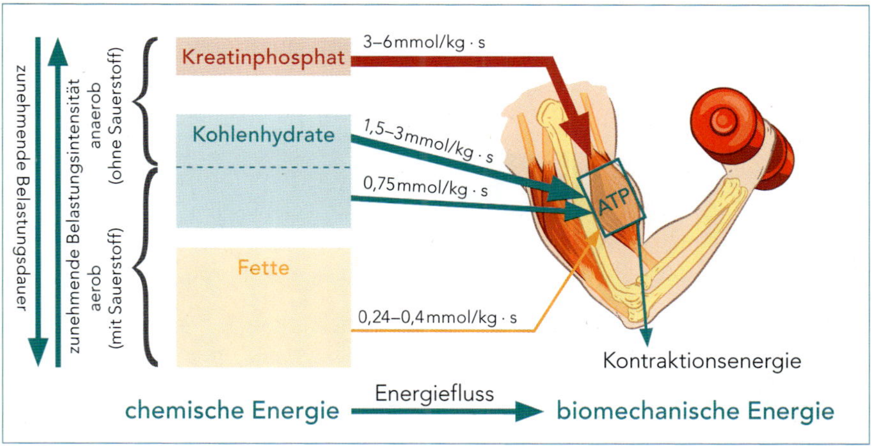

▲ Abb. 3: Energieflussrate von Kreatinphosphat, Kohlenhydraten und Fetten (nach Greenhaff, Hultman und Harris)

- Bei sehr hohen Belastungsintensitäten im KZA-, aber auch im MZA-Bereich ist die Energienachfrage sehr groß. Die Sauerstoffversorgung ist jedoch zu langsam, um die Kohlenhydrate vollständig abzubauen. Es fällt Milchsäure (Laktat) an, der pH-Wert des Blutes fällt ab, Enzyme aus der Energiebereitstellung rutschen aus ihrem optimalen pH-Wert-Bereich und werden deaktiviert, der Muskel ermüdet, die Belastung wird abgebrochen.

Fette

- Fette sind im Unterschied zu den Kohlenhydraten eine nahezu unerschöpfliche Energiequelle. Selbst sehr schlanke, gesunde Menschen verfügen über große Fettreserven zur Energiegewinnung.
- Fette werden nur bei niedrigen bis mittleren Intensitäten (Grundlagenbereich) zur Energiegewinnung genutzt. Geht die Intensität über den Grundlagenbereich hinaus, fehlt Sauerstoff zur Verstoffwechslung der Fette.
- Insbesondere ab der LZA 2, aber auch in den anderen Ausdauerbereichen spielt die Energiegewinnung aus Fetten eine leistungsbestimmende Rolle. Je besser der Fettstoffwechsel trainiert ist, d. h., das Enzymsystem der Fettabbauprozesse arbeitet effektiver, desto länger bleiben die begrenzten Glykogenreserven geschont und können ggf. für einen Zielsprint oder für Wettkampf-/Trainingsabschnitte mit höheren Intensitäten genutzt werden.
- Ab der LZA 3 ist es üblich, den hohen Energieverbrauch durch große Mengen Fett in der Nahrung zu decken. Auch in Wettkämpfen, z. B. einem Ironman, werden Energieriegel mit kleinen Mengen an mittelkettigen Fettsäuren gegessen. Diese mittelkettigen Fettsäuren können schneller verstoffwechselt werden.

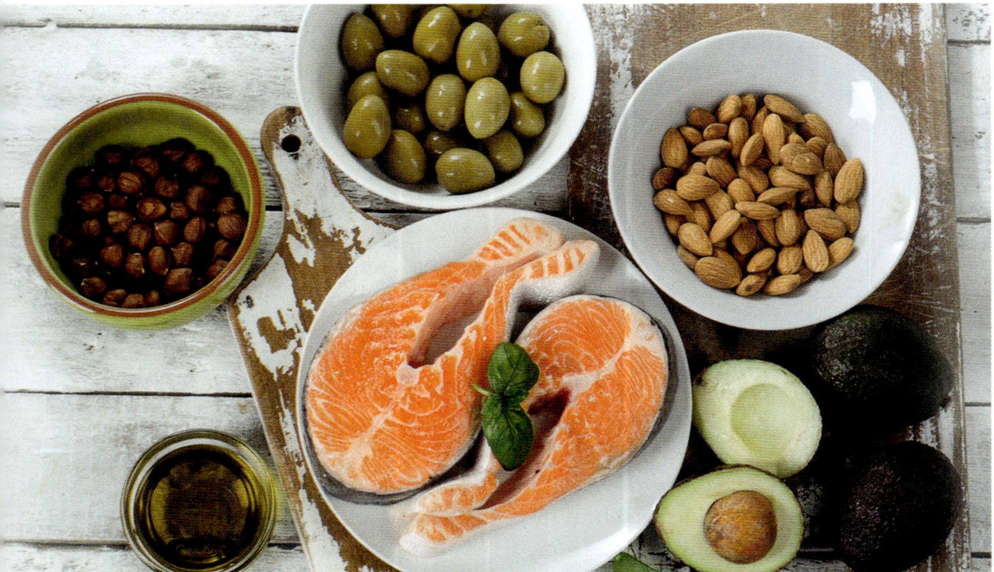

Nüchterntraining zur Verbesserung des Fettstoffwechsels

Methode: Trainingseinheiten werden mit entleerten Glykogenspeichern (z. B. am Abend zuvor kohlenhydratarme Kost) bei niedriger Intensität (ca. 50–60 % der maximalen Leistungsfähigkeit) durchgeführt.

Effekt: Der Körper wird gezwungen, Fette zur Energiegewinnung zu nutzen. Dies ist ein sehr kataboler Prozess, da Körperstrukturen (z. B. Muskeleiweiße) angegriffen werden.

Gefahr: Belastungsintensität wird zu hoch gewählt, der Sportler unterzuckert und kollabiert. Bei zu langer Belastungsdauer werden Eiweißstrukturen des Körpers (Muskeln, Blutkörperchen) zur Energiegewinnung genutzt.

Fazit: Die Trainingsmethode sollte nur von erfahrenen Ausdauersportlern unter Anleitung angewandt werden. Eine medizinische Überwachung samt Ernährungsberatung ist ratsam.

Eiweiße

- Eiweiße werden stets mit Kraftsport und großen Muskelbergen in Verbindung gebracht, sie sind jedoch auch für die Ausdauersportler von Bedeutung.
- Vom KZA- bis zum LZA-Sportler sind die Trainingspläne geprägt von einer Mischung aus kurzen, hochintensiven intervallartigen Belastungen bis hin zu langen, niedrigintensiven Dauerbelastungen. Die zahlreichen intensiven und lang andauernden Trainingseinheiten und Wettkämpfe greifen dabei die Muskelfasern an und zerstören diese sogar zum Teil.
  Um die angegriffenen Körperstrukturen zu reparieren, ist eine hohe Eiweißaufnahme von 0,8–2 g/kg KG üblich.
- Sind in Extremsituationen die Glykogenspeicher erschöpft, der Fettstoffwechsel untrainiert oder die Belastungsintensität zu hoch, kommt es im LZA-Bereich vor, dass Körpereiweiße aus Blut und Muskelfasern zur Energiegewinnung genutzt werden. Bei derartigen Belastungen, die über mehrere Stunden oder Tage (z. B. Radrundfahrten) hinweg dauern, wird dem Angriff auf das Körpereiweiß, also dem Abbau von Muskelmasse, durch die Aufnahme von Eiweißen aus Energieriegeln (im Wettkampf) oder der Nahrung im Allgemeinen entgegengewirkt. Grundlage ist auch hier eine ausreichende Nahrungszufuhr.

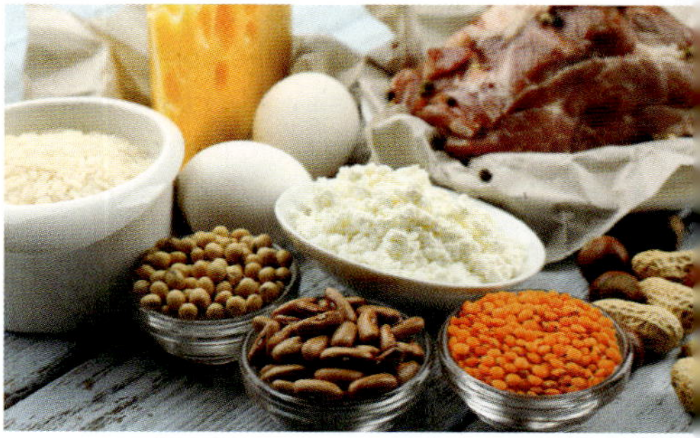

6.3 Ernährungsempfehlungen in den verschiedenen Phasen im Ausdauersport

Trainingsphase

Die Ernährung in den Trainingsphasen der Ausdauersportler orientiert sich an den Ernährungsempfehlungen der SGE (vgl. S. 15). Der Mehrbedarf an Nährstoffen, insbesondere an Kohlenhydraten, und an Flüssigkeit wird über die angepassten Portionsmengen abgedeckt.

Train low – compete high

Diese Ernährungsstrategie ist im hoch-/leistungsorientieren Ausdauersport anerkannt und weitverbreitet (vgl. S. 20, Abb. 9). Darunter versteht man, dass die Trainingseinheiten im Grundlagenbereich (lange Belastungsdauer, niedrige Intensität) mit gering gefüllten bis entleerten Glykogenspeichern durchgeführt werden. In den letzten beiden Mahlzeiten vor diesen Trainingseinheiten verzichtet der Sportler auf kohlenhydrathaltige Lebensmittel – also **train low.** Vor Wettkämpfen oder intensiven Trainingseinheiten wird kohlenhydratreich gegessen, sodass die Glykogenspeicher gefüllt sind und der Sportler genügend Energie für die hohe Intensität der Belastung hat – also **compete high.**

Vorwettkampfphase

In dieser Phase soll der Wettkampf ernährungsphysiologisch optimal vorbereitet werden. Dabei wird in allen Ausdauerbereichen dem Füllen der Glykogenspeicher, dem sogenannten **Carboloading**, eine zentrale Rolle zugeschrieben. Grund dafür ist die schnelle Verfügbarkeit von Energie (ATP-Aufbau, vgl. S. 26) aus Kohlenhydraten, die hohe Energieflussrate dieser Energiequelle sowie deren Notwendigkeit zur Verstoffwechslung von Fetten.
Früher wurde häufig die sogenannte **Schweden-/Saltin-Diät** (vgl. S. 87) zum Auffüllen der Glykogenspeicher angewandt. Sportler erhofften sich dabei, dass die Glykogenspeicher über das Ausgangsniveau hinaus aufgefüllt werden. Die Leistungsfähigkeit kann länger aufrechterhalten werden. Heute ist klar, dass diese Diät in einer **moderateren Form** genauso effektiv und gleichzeitig weniger belastend ist. Die Glykogenspeicher können dabei um 20–40% über den Ausgangswert gefüllt werden. Man spricht auch hierbei von einem **Superkompensationseffekt**.

Die Schweden-Diät		
Zeitraum	**Schweden-Diät**	**Moderate Form**
Tag 7–4	Kohlenhydratzufuhr stark eingeschränkt (ca. 20 %)	Normale Kohlenhydrataufnahme wie bei der Mischkost (ca. 50 %, 350 g, 4 g/kg KG)
	Trainingsinhalte werden in Umfang und Intensität reduziert.	
Tag 4	Umfangreiches und intensives Training zur vollständigen Entleerung der Glykogenspeicher.	Die vollständige Entleerung wird heute nicht mehr als zwingend notwendig erachtet, um den Superkompensationseffekt bei der Glykogeneinlagerung zu erreichen.
Ab 3–0 Tage	Die Kohlenhydratzufuhr maximieren (70–80 % KH, 10 g KH/kg KG, mindestens 500 g KH/Tag). Gleichzeitig wird viel Mineralwasser getrunken. Das Training wird auf ein Minimum reduziert bzw. ganz ausgesetzt. Lediglich moderate, aktivierende Vorbelastungen werden durchgeführt.	
Wettkampftag		

Für das Carboloading geeignete Lebensmittel sind dabei stets reich an komplexen Kohlenhydraten: Teigwaren, Brot sowie Kartoffeln, Reis, Quinoa und Amaranth. Spätestens am Tag vor dem Wettkampf sollte der Ballaststoffanteil der Nahrung deutlich reduziert werden, da diese zu Verdauungsproblemen führen können.

Wettkampfphase

Die Ernährung unmittelbar vor dem Wettkampf sollte diesen optimal unterstützen. Wichtig ist nun, dass

- … der Sportler in jedem Fall vor dem Wettkampf etwas gegessen haben sollte.
- … der Flüssigkeitshaushalt (Hydrationsstatus) ausgeglichen ist.
- … die letzte Mahlzeit ca. 3 Stunden, ein letzter kleiner Snack (Energieriegel) ca. 30 Minuten vor dem Wettkampf eingenommen werden.
- … leicht verdauliche, also ballaststoff-, fett- und eiweißarme Lebensmittel ausgewählt werden.

→

- ... kohlenhydratreiche Lebensmittel mit einem angemessenen Gemisch aus einfachen und komplexen Kohlenhydraten (z. B. Grießschnitten mit Zimt und Zucker, Mischbrotscheiben mit Konfitüre, Nudeln mit Tomatensoße) gegessen werden.
- ... das Essverhalten angemessen ist und keine großen Stücke runtergeschlungen werden. Je mehr Verdauungsarbeit durch das Kauen vorweggenommen wird, desto weniger muss der Verdauungstrakt arbeiten.

Die Verpflegung während des Wettkampfs richtet sich nach der Dauer des Wettkampfs. In der KZA und MZA sollte der Fokus auf einer guten ernährungsphysiologischen Vorbereitung liegen. Die Verpflegung während des Wettkampfs ist dann nicht nötig. In der LZA wird die Wettkampfernährung jedoch leistungsbestimmend. Grundsätzlich gilt, dass dem Körper keine große Verdauungsarbeit zugemutet werden sollte. Lieber regelmäßig kleine Portionen aufnehmen als eine große Portion auf einmal.

Ernährungsempfehlungen während des Wettkampfs

Ausdauerbereich	Ernährungsempfehlung
LZA 1 + 2	• Ziel: im Vorfeld ausgeglichenen Flüssigkeitshaushalt und gut aufgefüllte Kohlenhydratspeicher anstreben • Im Wettkampf: keine Notwendigkeit für eine Nahrungsaufnahme • Bei Bedarf: kleine Schlucke Sportgetränk
LZA 3 + 4	• 30–90 g Kohlenhydrate/Stunde, oder 0,7 g/kg KG/Stunde • Feste (Energieriegel) oder flüssige (Getränk, Gel) Kohlenhydrate • Sowohl einfache Kohlenhydrate (Glucose, Fruktose) als auch komplexere Kohlenhydrate (Maltodextrin, Stärke) sollten enthalten sein • Verhältnis von Glucose zu Fruktose sollte 2:1 betragen, sofern keine Verdauungsprobleme auftreten • Flüssigkeitshaushalt: alle 15 Minuten 150–200 ml trinken, je nach Verträglichkeit • 1 g verzweigtkettige Aminosäuren (BCAA)/Stunde als Schutz vor Muskelabbau aufnehmen • Aufgrund des extrem hohen Verbrauchs an Energie empfiehlt es sich, neben Kohlenhydraten und Eiweißen auch Fette als Energieträger aufzunehmen. Geeignet sind dabei mittelkettige Fettsäuren.

Regenerationsphase

Flüssigkeitshaushalt: Nach Beendigung der Belastung sollte ca. 1,5-mal so viel Flüssigkeit (isoton, ggf. leicht hypoton) aufgenommen werden wie ausgeschwitzt wurde. Um den Schweißverlust genauer bestimmen zu können, empfiehlt es sich, den Wiege-Test durchzuführen (vgl. S. 72).

Glykogenspeicher: Um die entleerten Glykogenspeicher wieder aufzufüllen, sollte in den ersten beiden Stunden nach der Belastung die hohe Bereitschaft des Körpers Glykogen aufzubauen, ausgenutzt werden. Folglich sollten kohlenhydrathaltige Sportgetränke oder leicht verdauliche, kohlenhydrathaltige Speisen ausgewählt werden. In den ersten sechs Stunden nach der Belastung sollten alle zwei Stunden 1–1,5 g Kohlenhydrate pro kg Körpergewicht aufgenommen werden.

Weiterhin trägt das Gemisch von Kohlenhydraten und Eiweißen der Regeneration bei. Ca. 10 g Eiweiß sollten der kohlenhydrathaltigen Kost beigemengt werden, das regt die Regeneration der Eiweißstrukturen der Muskulatur an. Auch sollten mehrere Portionen Eiweiß (bis zu 2 g Eiweiß je kg Körpergewicht) bis zu 24 Stunden nach der sportlichen Belastung aufgenommen werden.

Obst und Gemüse, reich an Vitaminen, Mineralstoffen und bioaktiven Substanzen, leisten ebenfalls einen wichtigen Beitrag zur Regeneration. Sie schützen vor Zellschäden, gleichen Nährstoffverluste aus, wirken entzündungshemmend und regen den Appetit an.

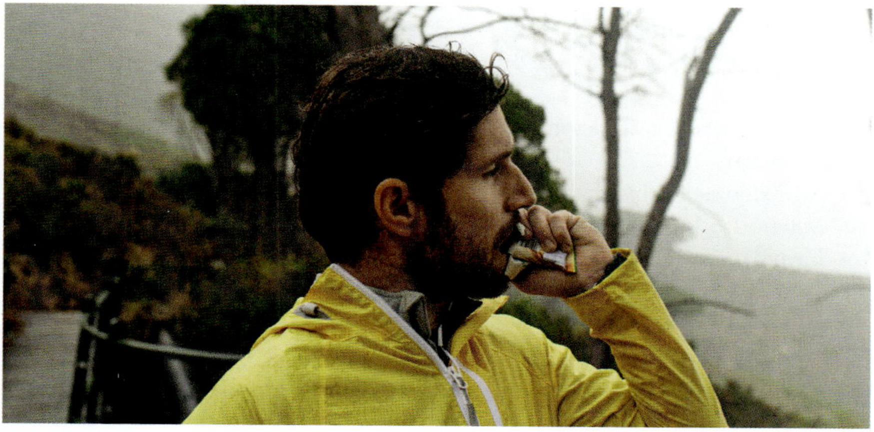

Exkurs: Regeneration im Sport

Definition Die Regeneration ist ein Vorgang, bei dem die physischen und psychischen Folgen von sportlicher Belastung ausgeglichen werden.

Während der Regeneration erhalten die aus dem Gleichgewicht gebrachten Funktionssysteme der Sportlers (vgl. S. 46) ihre ursprüngliche Leistungsfähigkeit zurück und steigern diese sogar über das ursprüngliche Niveau hinaus (Superkompensation).
Regenerationsmaßnahmen werden meist in zwei Gruppen eingeteilt:

- **Aktiv:** Cool-down-Phase nach dem Training,
  Entspannungsübungen,
  Dehnungsübungen,
  Faszientraining,
  lockere Regenerationseinheiten
- **Passiv:** Massagen,
  Saunagänge,
  Kneipp-Becken,
  Wärme- und/oder Kälteanwendungen,
  Schlaf

Der Durchblutung wird bei der Regeneration eine besondere Rolle zugeschrieben. Das Blut transportiert Stoffwechselendprodukte ab und liefert aufbauende Stoffe wie z. B. Aminosäuren an. Während bei passiven Maßnahmen nur eine **5-fache Mehrdurchblutung** im Vergleich zum Ruhezustand erreicht werden kann, kann es bei aktiven Maßnahmen bis zur **10-fachen Mehrdurchblutung** kommen.

Ernährungsphysiologisch kann die Regeneration in folgenden Punkten unterstützt werden:

- Auffüllen der Kohlenhydratspeicher
- Mineralstoff- und Körperwasserverluste ausgleichen
- Eiweißstrukturen mittels Aminosäuren reparieren

Bedenke: Wer besser regeneriert, kann den Trainingsreiz besser verarbeiten und schneller wieder trainieren.

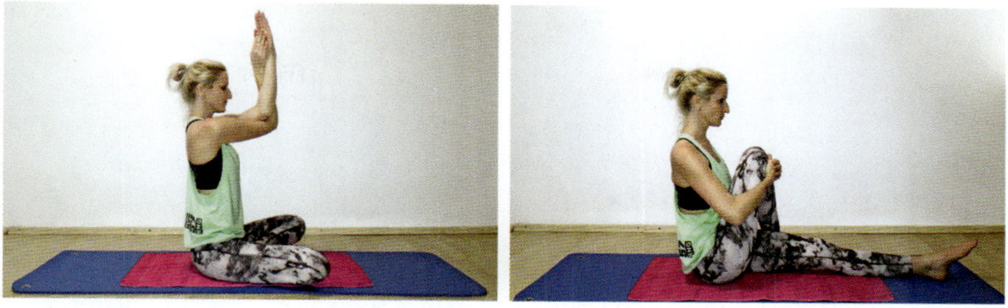

▲ Abb. 4: Dehnungsübungen

Immer beliebter wird das **Faszientraining**. Faszien sind vielschichtige Hüllen aus Bindegewebe, die den Muskel aber auch innere Organe ummanteln (vgl. Abb. 2, S. 47). Zahlreiche Aufgaben, wie z. B. das Aufnehmen und Abgeben von Bewegungsenergie oder die Reizleitung, werden von den Faszien erfüllt. Faszien sind ein körperweites Informationssystem, welches permanent Informationen an das Gehirn sendet. Faszien benötigen Mobilität, sonst verkleben sie. Diese Verklebungen können z. B. mit Faszienrollen gelöst werden. Dabei werden die Faszien langsam hin und her geschoben, sodass sich die Verklebungen lösen und die Faszien wieder funktionsfähig werden. Da sehr viele Schmerzrezeptoren in den Faszien enthalten sind, ist das langsame Ausrollen stark verklebter Faszien anfangs sehr schmerzhaft.

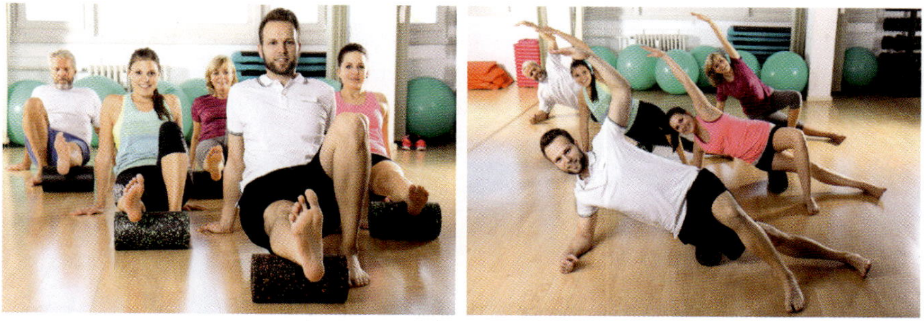

▲ Abb. 5: Faszientraining mit der Faszienrolle

Welche Bedeutung hat Regeneration für dich?
Welche Regenerationsmaßnahmen kennst du?
Welche Regenerationsmaßnahmen wendest du an?

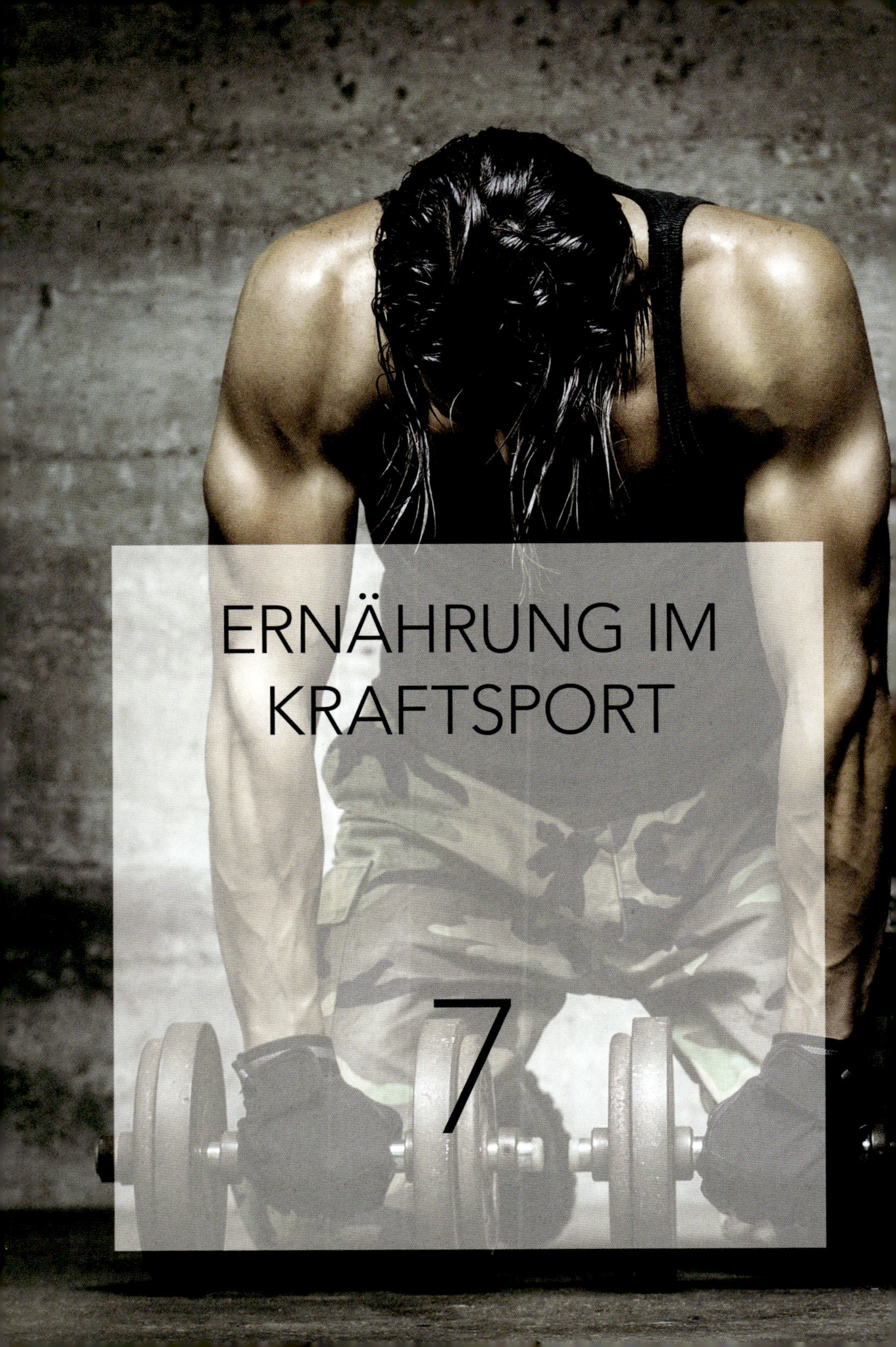

ERNÄHRUNG IM KRAFTSPORT

7

Was dich in diesem Kapitel erwartet

Vom Fitnessstudiogänger, über den Bodybuilder hin zum olympischen Gewichtheber oder Diskuswerfer – der Kraftsport in seinen zahlreichen Facetten ist stets eng mit der Ernährung verbunden.

Bei allem Eifer, größtmöglicher Disziplin und zahlreichen Trainingsstunden im Kraftraum bzw. Fitnessstudio, dein Bizeps will einfach nicht größer werden?! Wie funktioniert eigentlich der Muskelaufbau? Wie kommt es zu Kraft- und Massezuwächsen?

Du wirst in diesem Kapitel interessante Fakten lesen über Massephase und Definitionsphase im Bodybuilding und über Vorwettkampf-, Wettkampf- und Regenerationsphase in den weiteren Kraftsportarten.

Mit einem gewissen Risiko verbunden, ist das weit verbreitete „Gewichtmachen". Warum dieser radikale Gewichtsverlust beim Kraftsport in Gewichtsklassen so beliebt ist, was dabei im Körper passiert und welche Form der Gewichtsreduktion besser ist, erfährst du in diesem Kapitel.

7.1 Typische Sportarten und deren sportmotorisches Anforderungsprofil

Allen Sportarten aus dem Kraftsport ist gemein, dass die sportmotorische Hauptbeanspruchungsform **Kraft** leistungsbestimmender ist als die anderen (Ausdauer, Schnelligkeit, Beweglichkeit, Koordination). Das heißt jedoch nicht, dass die anderen sportmotorischen Hauptbeanspruchungsformen für das Training und den Erfolg im Kraftsport bedeutungslos sind und daher vernachlässigt werden können. Ausdauertraining trägt z. B. zur schnelleren Regeneration bei. Je nach Trainingsziel ist die Belastung von kurzer Dauer, hat eine hohe Intensität und eine bis mehrere Wiederholungen.

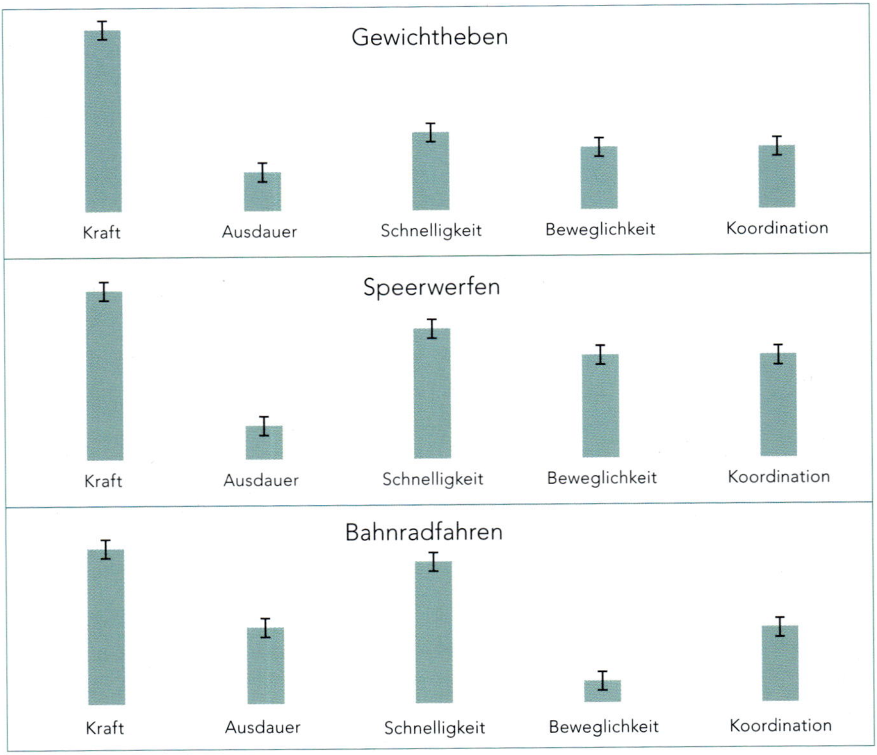

▲ Abb. 1: Sportmotorische Anforderungsprofile im Kraftsport

Sportarten aus dem Bereich des Kraftsports			
Die bekanntesten Vertreter	**Disziplinen aus der Leichtathletik**	**Rasenkraftsport**	**Exotische Disziplinen/weitere Sportarten**
• Bodybuilding • Kraftdreikampf (Kreuzheben, Kniebeugen, Bankdrücken) • Gewichtheben (Reißen, Stoßen)	• Kugelstoßen • Diskuswerfen • Speerwerfen • Hammerwerfen	• Hammerwerfen • Gewichtwerfen • Steinstoßen	• Disziplinen aus dem Bahnradsport • Armdrücken • Tauziehen • Strongman-Wettbewerbe • Kampfsportarten

In der Trainingswissenschaft unterscheidet man verschiedene Arten der Kraft (vgl. Abb. 2). Dabei kommt es zu Mischformen mit anderen sportmotorischen Hauptbeanspruchungsformen.

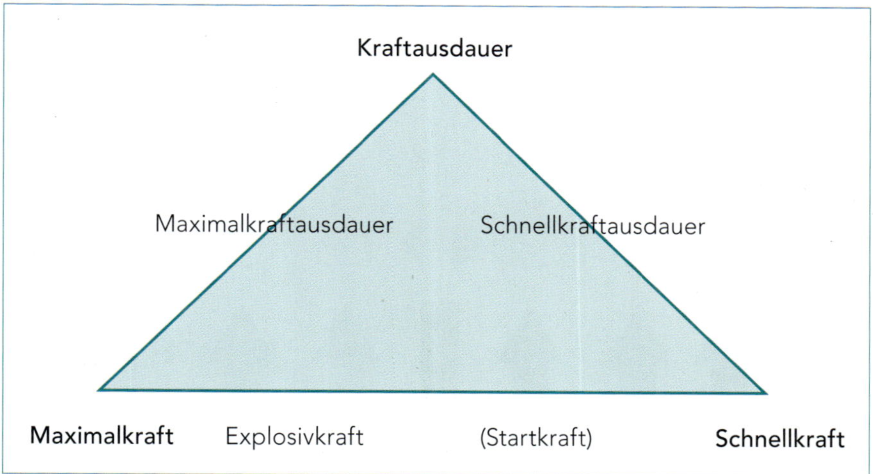

▲ Abb. 2: Arten der Kraft (nach Weineck)

Maximalkraft: Sie ist die größtmögliche Kraft, die das Nervensystem im Zusammenspiel mit der Muskulatur bei maximaler willkürlicher Kontraktion auszuüben vermag (nach Weineck).

Schnellkraft: Sie beinhaltet die Fähigkeit des Nerv-Muskel-Systems, den Körper, Teile des Körpers (z. B. Arme, Beine) oder Gegenstände (z. B. Ball, Speer, Diskus) mit maximaler Geschwindigkeit zu bewegen (nach Weineck).

Kraftausdauer: Kraftausdauer ist die Ermüdungwiderstandsfähigkeit bei lang andauernden oder sich wiederholenden Kraftleistungen (nach Weineck).

Mischformen sind Explosivkraft (d. h. möglichst großer Kraftzuwachs in einer bestimmten Zeiteinheit), aber auch Startkraft, Schnellkraftausdauer, Maximalkraftausdauer.

In der **Trainingsmethodik** des klassischen Kraftsports unterscheidet man grundsätzlich drei Methoden (vgl. Abb. 3):

- Maximalkrafttraining zeichnet sich aus durch geringe Wiederholungszahlen mit einem hohen Gewicht.
- Kraftausdauertraining zeichnet sich aus durch hohe Wiederholungszahlen mit einem niedrigen Gewicht.
- Schnellkrafttraining zeichnet sich durch eine schnelle Ausführung der Übung aus. Gewicht und Wiederholungszahl hängen von der Sportart ab.

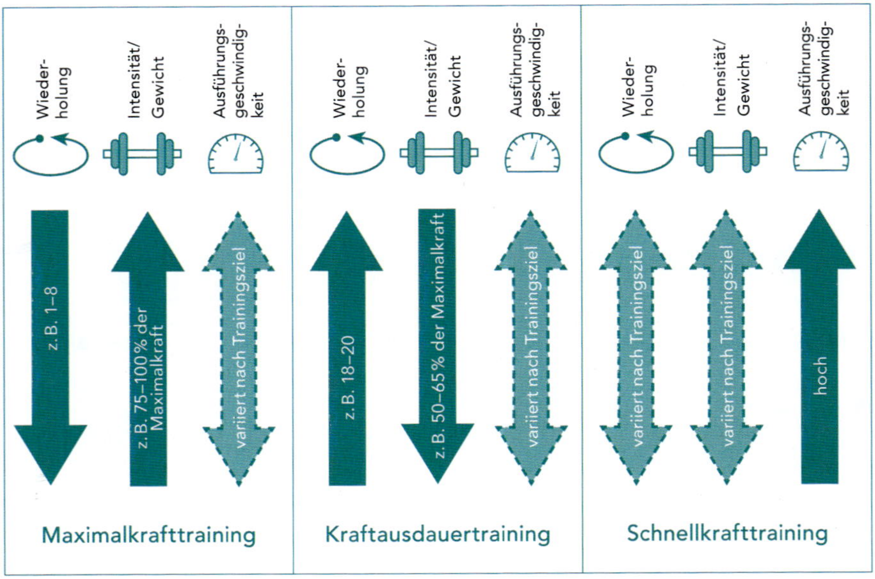

▲ Abb. 3: Trainingsmethodik (nach Weineck)

Selbstverständlich gibt es eine Vielzahl von Abwandlungen dieser Trainingsmethoden, z. B. das German Volume Training (GVT), das High Intensity Interval Training (HIIT) oder Supersätze. Dabei werden die Ausführungsgeschwindigkeiten der exzentrischen und/oder konzentrischen Phasen (vgl. Abb. 4) verändert, die Pausenzeiten verändert, oder nach und nach bis zum Muskelversagen die Intensität, z. B. durch weniger Gewicht, verringert. Die physiologischen Anpassungen sind jedoch gleich bis sehr ähnlich wie in den grundsätzlichen Trainingsmethoden des Maximalkraft-, Kraftausdauer- und Schnellkrafttrainings.

Es gibt drei **Arbeitsweisen der Muskulatur,** die sich wie folgt unterscheiden lassen:

Konzentrisch: überwindend, die Muskulatur zieht sich zusammen und wird verkürzt.

Beispiel: Sportler zieht sich beim Klimmzug hoch.

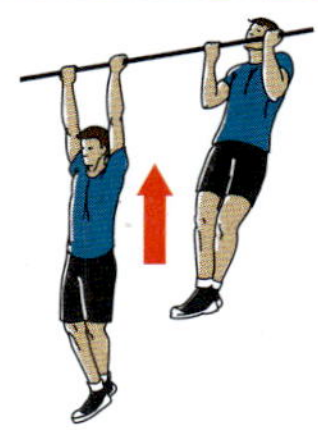

Isometrisch: statisch-haltend, es kommt zu keiner Längenänderung der Muskulatur.

Beispiel: Sportler hält sich im Klimmzug.

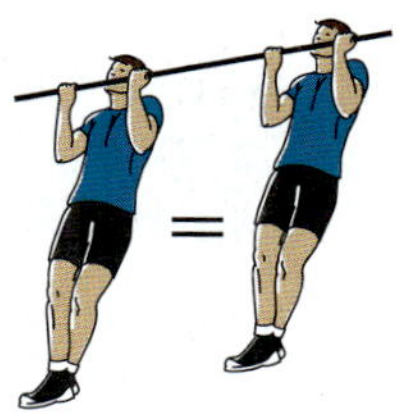

Exzentrisch: nachgebend, die Muskulatur arbeitet, wird jedoch auseinandergezogen.

Beispiel: Sportler geht aus dem Klimmzug wieder in die hängende Ausgangsposition.

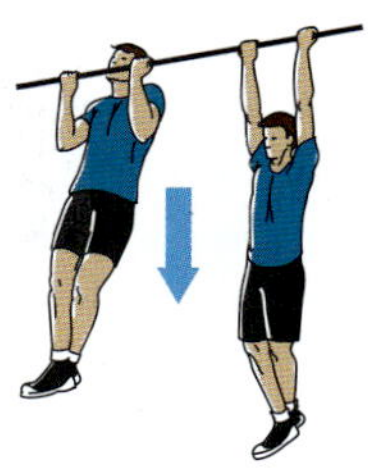

▲ Abb. 4: Arbeitsweise der Muskulatur am Beispiel des Klimmzugs

7.2 Bedeutung der Hauptnährstoffgruppen für Kraftsportler

Kohlenhydrate – 50 % der Energie des Tagesbedarfs

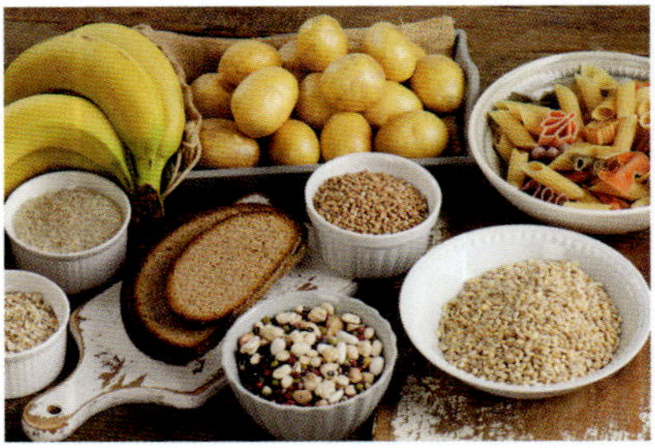

- Kohlenhydrate sind neben den Kreatinphosphaten die wichtigste Energiequelle während des Kraftsports. Aus Kohlenhydraten kann schneller ATP gewonnen werden als aus Fetten und Eiweißen.
- Eine ausreichende Versorgung mit Kohlenhydraten schützt den Körper vor dem Abbau von Muskeleiweiß.
- Kohlenhydrate bewirken die Ausschüttung des **aufbauenden** (anabolen) **Hormons Insulin**. Dies ist bei Kraftsportlern erwünscht.
- 1 g Glykogen (Speicherform der Kohlenhydrate) in Muskeln und Leber bindet 3 g Wasser. Dies bewirkt eine Volumenzunahme der Muskulatur.
- Überschüssig aufgenommene Energie aus Kohlenhydraten (und Eiweißen) wird zu Körperfett umgewandelt.
- Ein hoher Blutzuckerspiegel, bedingt durch eine kohlenhydrathaltige Ernährung, mindert die Verstoffwechslung von Fetten.

Fette – 30 % der Energie des Tagesbedarfs

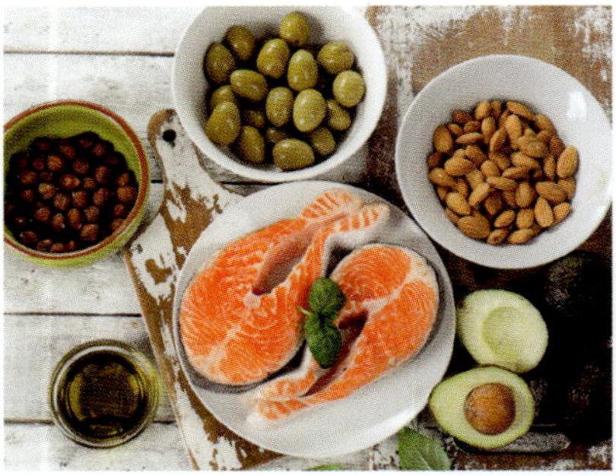

- Fette sind am Aufbau und an der Erhaltung der Zellwände beteiligt.
- Die mehrfach ungesättigten Fettsäuren dienen als Ausgangsstoffe für Botenstoffe, sogenannte Eicosanoide. Sie sind z. B. an der Ausdehnung von Blutgefäßen beteiligt. Omega-3-Fettsäuren (vgl. S. 32) werden entzündungshemmende und regenerative Eigenschaften zugesprochen.
- Fette dienen bei einer kohlenhydratarmen Ernährung (z. B. Low-Carb-Kost, vgl. S. 133 ff.) mit geringen Glykogenvorräten als vorrangige Energiequelle.

Sie werden mithilfe von Carnitin (vgl. S. 150) in das Kraftwerk der Zelle (Mitochondrium) transportiert und dort verstoffwechselt.

- Aus Cholesterin werden Steroidhormone (Testosteron, Östrogen, Cortisol), Vitamin D und Gallensalze aufgebaut.
- Je besser der Trainingszustand im Mittel-/Langzeitausdauerbereich ist, desto besser ist die Energiegewinnung aus Fettsäuren. Das hängt damit zusammen, dass der Körper bei hoher Belastungsintensität vermehrt Kohlenhydrate, bei niedriger Belastungsintensität dagegen vermehrt Fette oxidiert. Daher sollten Kraftsportler, die die Fettverbrennung anstreben, stets Ausdauertrainingseinheiten im Trainingsalltag einbauen.

Eiweiße – 20 % der Energie des Tagesbedarfs

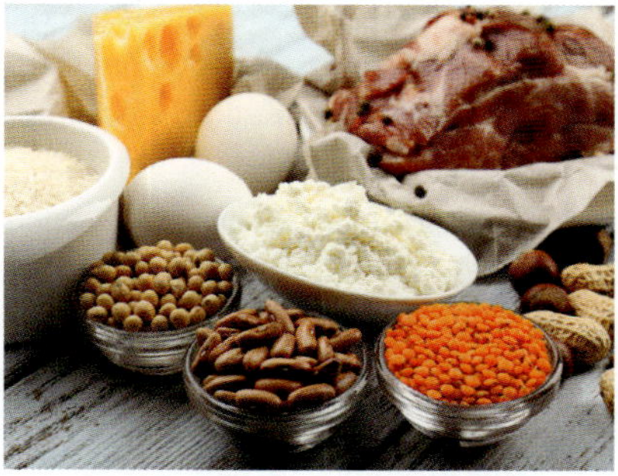

- Die bedarfsgerechte Aufnahme von Nahrungseiweiß schützt vor dem Abbau des Körpereiweißes. Eiweiße haben wichtige Funktionen im Körper, z. B. als Hormone, Enzyme, Antikörper und Transportstoffe.
- Die Nahrungseiweiße werden zum Aufbau von Muskulatur (Körpermasse) benötigt. Eine erhöhte Eiweißaufnahme kann den Muskelaufbau fördern. Die DGE empfiehlt bis zu 2 g Eiweiß pro kg Körpergewicht in mehreren Dosen (3–4) innerhalb von 24 Stunden nach der sportlichen Belastung aufzunehmen.
- Die ersten zwei bis drei Stunden nach dem Training ist die Neubildung von Muskeleiweiß besonders effektiv. Es sollten dann Lebensmittel aufgenommen werden, die sowohl gut verdauliches Eiweiß mit hoher biologischer Wertigkeit als auch leicht verdauliche Kohlenhydrate enthalten (z. B. Putenfleisch mit Teigwaren).
- Wird Eiweiß im Übermaß konsumiert, werden die im Stoffwechsel abgebauten Aminosäuren zur Energiegewinnung genutzt und/oder als Fett gespeichert.
- Stickstoff bildet das Grundgerüst der Aminosäuren. Grundlage für den Muskelaufbau ist eine positive Stickstoffbilanz. D. h., es muss mehr Eiweiß aufgenommen werden, als für die Erhaltung der Muskelmasse notwendig ist.
- Eiweiß ist für den Aufbau und Erhalt der Skelettmuskulatur verantwortlich. Nur 30 % der täglich neu aufgebauten Eiweiße werden für die Muskulatur verwendet.

Mikronährstoffe – Mengen- und Spurenelemente sowie Vitamine

Ein eventueller Mehrbedarf wird durch die größeren Aufnahmemengen an Nahrung, bedingt durch den höheren Energiebedarf, gedeckt. Eine Unterversorgung ist deshalb unwahrscheinlich, es sei denn, es werden kontraproduktive Abmagerungsdiäten durchgeführt.

Im Folgenden werden nur einige Mikronährstoffe und ihre Funktionen beispielhaft erklärt.

- Krafttraining beansprucht die Knochen, sodass Kalzium, Phosphat und Fluorid von Bedeutung sind. Ein guter Vitamin-D-Status ist für eine optimale Verwertung von Kalzium unerlässlich und sollte zumindest bei Leistungssportlern regelmäßig überprüft werden (vgl. S. 132).
- Eisen ist für die Neubildung von Myoglobin, einem Muskeleiweiß, und für den Sauerstofftransport im Blut von Bedeutung.
- Vitamin B_6 und Kalium sind an der Speicherung von Glykogen und im Eiweißstoffwechsel beteiligt.

Nimm Eisen zu dir – in Form von Hanteln!
heißt es scherzhaft in der Diskussion um Ernährung im Kraftsport. Doch die Botschaft dieser Aussage ist klar:

Das optimale Verhältnis von Training und Ernährung (sowie den anderen Einflussfaktoren auf sportliche Leistungsfähigkeit) führt zum Erfolg.

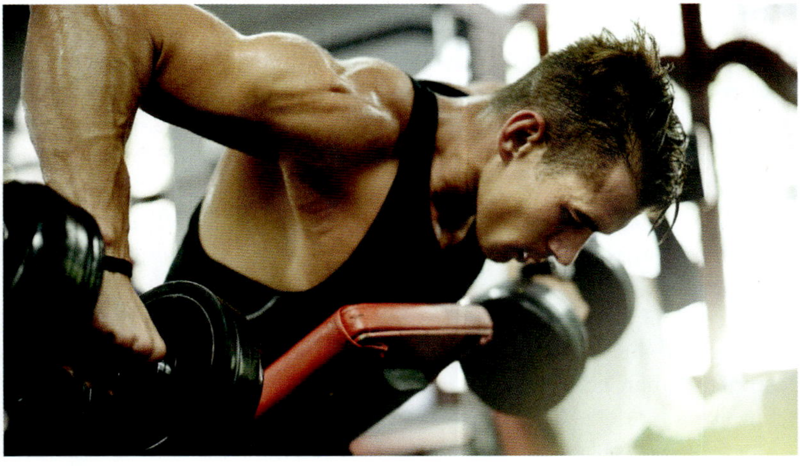

7.3 Ernährungsempfehlungen in den verschiedenen Phasen des Kraftsports

7.3.1 Bodybuilding: Masse- und Definitionsphase

Massephase

Ziel: Körpermasse, v. a. Muskelmasse, aufbauen.

Nebeneffekt: Aufbau von reiner Muskelmasse unmöglich, daher erhöht sich auch der Anteil an Körperfett und Körperwasser.

Merkmale:

- Grundlage der Gewichtszunahme ist ein Energieüberschuss, d. h., es muss durch die Nahrung mehr Energie aufgenommen werden als verbraucht werden kann.
- Die Neubildung von 1 g Muskelmasse verlangt dem Körper einen Energieaufwand von 5–8 kcal ab. Dies sollte über den normalen Grund- und Leistungsumsatz hinaus berücksichtigt werden.
- Der Aufbau von Körpermasse benötigt Wasser. Daher ist wie immer eine ausgeglichene Wasserbilanz anzustreben.
- Um die Aufnahme des energiereichsten Nährstoffs Fett in Grenzen zu halten, sollte auf magere, eiweißreiche Lebensmittel (Geflügelfleisch, Magerquark, Hülsenfrüchte) zurückgegriffen werden.

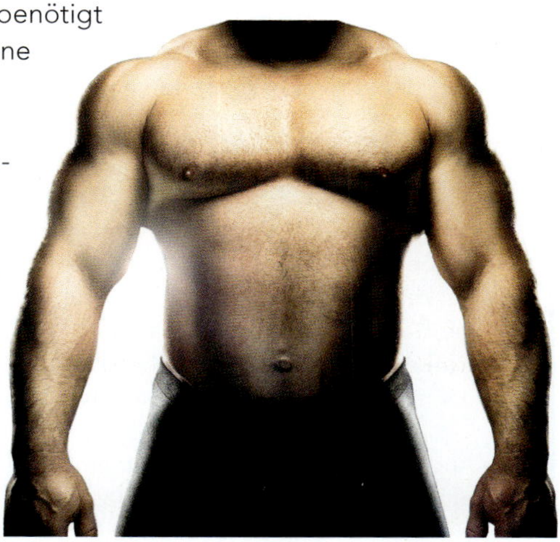

▲ Abb. 5: Ein Kraftsportler in der Massephase

Definitionsphase

Ziel: Körperfettanteil, v. a. Unterhautfettgewebe, stark reduzieren, ausgeprägte, pralle Muskelpartien und sichtbare Adern erlangen.

Nebeneffekte: starke psychische Beanspruchung (Unwohlsein, Übellaunigkeit usw.) wegen des Energiedefizits, Gefahr der Dehydration (Mangel an Körperwasser).

Merkmale:

- Ausgiebige Ausdauereinheiten zur Verringerung des Körperfettanteils – dies ist kritisch zu betrachten, teilweise werden gesundheitsgefährdende Trainingseinheiten wie „Nüchterntraining" angewandt.
- Geringfügiges bis größeres Energiedefizit, in der Hoffnung den Körper zur Verstoffwechslung von Körperfett zu „zwingen". Verschiedene Theorien preisen Kostformen an, wie z. B.: „viel Fett, wenig Kohlenhydrate" (high fat, low carb) bzw. „wenig Fett, viele Kohlenhydrate" (low fat, high carb).
- Ein bis zwei Tage vor der Präsentation beim Wettkampf werden vermehrt Kohlenhydrate gegessen, da diese Wasser binden und so die Muskeln praller erscheinen lassen.
- „Gewichtmachen" (vgl. S. 106) bzw. „Abkochen" (vgl. S. 107) können Grund für einen dehydrierten Zustand sein.

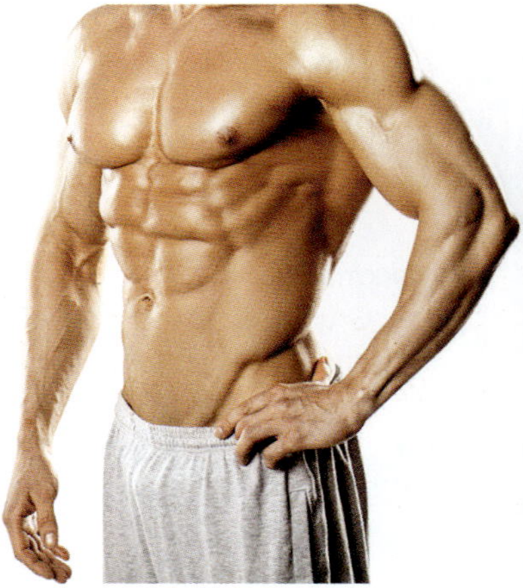

▲ Abb. 6: Ein Kraftsportler in der Definitionsphase

Achtung!

Ein größeres Energiedefizit bei einer Low-Carb-Ernährung birgt die große Gefahr, dass zur Aufrechterhaltung einer Normoglykämie (Blutzucker im Normalbereich) Muskelmasse abgebaut wird. Der künstlich herbeigeführte Glucosemangel betrifft nicht nur die Versorgung der Skelettmuskulatur (Schwächezustände), sondern auch die Versorgung von Gehirn und Nervenzellen (vgl. oben genannte Nebeneffekte).

Aus diesen Gründen sollte auf eine radikale Kohlenhydratreduzierung verzichtet werden. Kommt Wasserentzug oder sogar Entwässerung hinzu, sind gesundheitliche Risiken wahrscheinlich.

7.3.2 Weitere Kraftsportarten: Trainings-, Vorwettkampf-, Wettkampf- und Regenerationsphase

Trainingsphase

Beim Maximalkraft-, aber auch beim Kraftausdauertraining sind die Belastungszeiten von sehr kurzer Dauer (1–30 Sekunden). Die hohen Intensitäten verlangen ausgiebige Pausen zwischen den Trainingssätzen.
Beispiel:

- Krafttraining: z. B. 80–85 % der Maximalkraft, 8–12 Wiederholungen, 3 Sätze mit 90 Sekunden Pause
- Speerwerfen: z. B. 10–15 Würfe mit 2–5 Minuten Pause

Die kurze Belastungsdauer beansprucht die Energiebereitstellung (ATP) aus Kreatinphosphat (vgl. S. 151). Sind die Kreatinphosphat-Reserven der Muskulatur nach ca. 10 Sekunden verbraucht, muss ATP aus Kohlenhydraten hergestellt werden.

Die Ernährung der Kraftsportler zeichnet sich daher durch einen hohen Kohlenhydratanteil von ca. 50 % der aufgenommenen Nahrungsenergie aus. Die durch das Training zerstörten Eiweißstrukturen der Skelettmuskulatur sowie der Neuaufbau von Körpereiweiß erfordern eine leicht erhöhte Eiweißaufnahme von ca. 20 % der aufgenommenen Nahrungsenergie. Der Fettanteil von ca. 30 % der aufgenommenen Nahrungsenergie sollte reich an ungesättigten Fettsäuren sein.

Vorwettkampfphase

Ziel dieser Phase ist es, durch die Ernährung die trainingsbedingten Anpassungserscheinungen optimal für den Wettkampf nutzen zu können. In den Kraftsportarten werden aufgrund der kurzen Belastungsdauer hauptsächlich energiereiche Phosphate zur Energiegewinnung genutzt. Glykogenreserven sind jedoch verantwortlich für einen schnellen Wiederaufbau dieser energiereichen Phosphate.

Dies ist notwendig, um bei mehreren Durchgängen, z. B. Qualifikationswettkampf, Finale mit mehreren Würfen in leichtathletischen Wurfdisziplinen oder in unterschiedlichen Disziplinen (Kraftdreikampf), wiederholt gute Leistungen erbringen zu können. Daher werden in den letzten 3–4 Tagen vor dem Wettkampf die Glykogenspeicher mittels einer gesteigerten Kohlenhydrataufnahme gefüllt. Flüssigkeit ist für die Einspeicherung von Glykogen notwendig (1 g Glykogen bindet 3 g Wasser).

Wettkampfphase

In der Wettkampfphase bzw. am Tag des Wettkampfs soll maximale Leistung erbracht werden. Hinsichtlich der Ernährung werden dabei keine Experimente gemacht. Weder werden neue Speisen ausprobiert, noch übermäßige Mengen aufgenommen. Auch von einem nüchternen oder hungrigen Zustand zu Wettkampfbeginn ist abzuraten. Die letzte leicht verdauliche kohlenhydratreiche, fettarme Mahlzeit, z. B. eine Scheibe Brot mit Fruchtaufstrich und etwas Quark, sollte 2–3 Stunden von dem Wettkampf eingenommen werden. Die Magenverweildauer einer solchen Speise ist gering, sodass der Körper zu Wettkampfbeginn sich nicht mehr auf die Verdauung konzentrieren muss. Es sollte ausreichend getrunken werden.

Grundsatz für den Wettkampftag
Die Ernährung am Wettkampftag muss unbedingt im Training unter wettkampfähnlichen Bedingungen getestet werden.

In den Wettkampfpausen sollten kleine Snacks mit schnell verfügbaren, aber auch „langsameren", Kohlenhydraten und einem geringen Eiweißanteil aufgenommen sowie ausreichend Sportgetränke getrunken werden.

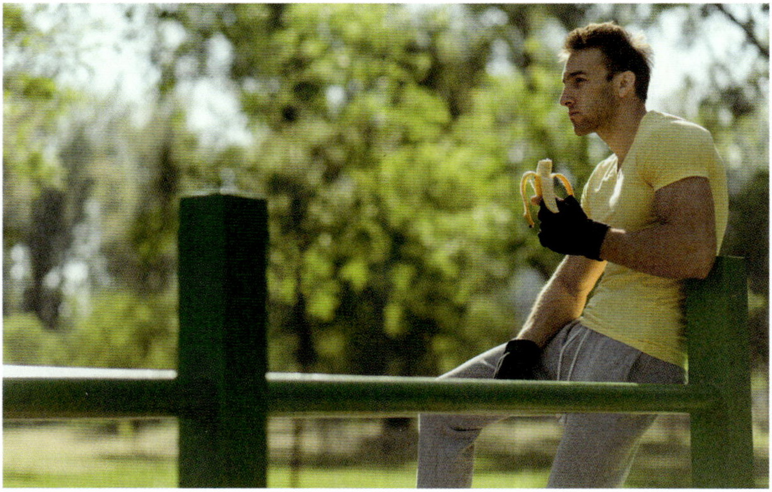

▲ Abb. 7: Snack in der Wettkampfpause

Regenerationsphase

Nach dem Training und dem Wettkampf kann die richtige Ernährungsstrategie die Regeneration optimal unterstützen, sodass der Sportler schnell wieder bereit für das nächste Training bzw. den nächsten Wettkampf ist.

Psychische Anspannung, entleerte Glykogenspeicher, beanspruchte Eiweißstrukturen von Muskulatur und Enzymen sowie durch den Schweiß verlorene Mineralstoffe und Wasser zeichnen den Status der **Erschöpfung** aus. Diesem Zustand sollte so bald wie möglich nach der Belastung durch eine abgestimmte Ernährung entgegengewirkt werden. Der Körper ist in den ersten Stunden nach der Belastung besonders aufnahmebereit.

Folgende Maßnahmen sind empfehlenswert:

- Die Glykogenspeicher mittels kohlenhydratreicher Lebensmittel auffüllen: 1,2 g Kohlenhydrate/kg Körpergewicht. Die Kohlenhydrate dürfen auch einen erhöhten Anteil an Einfach- und Zweifachzuckern haben.
- Auch empfiehlt es sich, langsam verdauliche Eiweiße, wie z. B. Casein, mit Abstand zur sportlichen Belastung und vor dem Schlafengehen aufzunehmen. Mit sogenannten **Overnight Proteins** wird das bis zu 24 Stunden geöffnete Fenster der Neubildung der Eiweiße (Proteinbiosynthese) ausgenutzt.
- Die angegriffenen Eiweißstrukturen werden durch eiweißreiche Lebensmittel (z. B. Ei, Hüttenkäse, Fruchtquark) repariert. 30–40 g Molkeprotein sowie 6 g unentbehrliche Aminosäuren sind für den Kraftsportler empfehlenswert.
- Verloren gegangene Mineralstoffe und Wasser sollten durch Sportgetränke sowie saftiges Obst und Gemüse ausgeglichen werden.

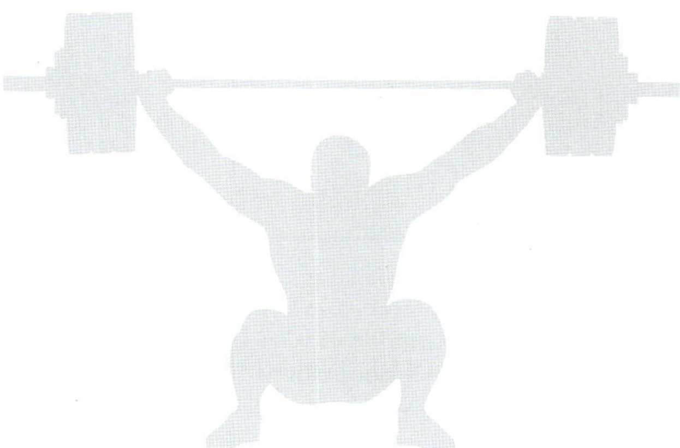

7.4 Kraftsport in Gewichtsklassen

In zahlreichen Sportarten kann ein niedriges Körpergewicht von Vorteil sein:

- Die Läufer, die weniger Gewicht über die Laufstrecke bringen müssen,
- die Turner, die mit weniger Gewicht biomechanisch bevorzugt sind,
- die Eiskunstläufer und Balletttänzer, die einem ästhetischen Ideal entsprechen
- oder die Gewichtheber, Kampfsportler und Bodybuilder, die durch ein geringeres Körpergewicht in eine niedrigere Gewichtsklasse rutschen.

Alle verfolgen dasselbe Ziel:
volle Leistungsfähigkeit bei niedrigem Körpergewicht.

In der Praxis haben sich zwei Methoden zur Gewichtsreduktion etabliert. Zum einen das kritisch zu betrachtende „Gewichtmachen", zum anderen die langfristige Gewichtsreduktion.

7.4.1 „Gewichtmachen"

Insbesondere in Sportarten mit Gewichtsklassen, z. B. Boxen, Judo o. Ä., aber auch beim Bodybuilding, wird versucht, innerhalb kürzester Zeit vor dem Wettkampf das Körpergewicht zu reduzieren.

Ziel des „Gewichtmachens" ist

- auf Sportler aus der nächstniedrigeren Gewichtsklasse zu treffen.
- bei Bodybuildern eine bessere Definition der Muskelpartien.

Der größte Teil des Gewichtsverlusts beim „Gewichtmachen" ist auf den starken Verlust an Körperwasser zurückzuführen. Die Grenzen von 3 % Gewichtsverlust aus Körperwasser binnen einer Woche sollte nicht überschritten werden.

Vorgehensweise beim „Abkochen"

Zum Ende einer mehrwöchigen energiereduzierten Diät wird in den Tagen (7–1) vor dem Wiegen (zur Bestimmung der Gewichtsklasse) bzw. vor dem Wettkampf (beim Bodybuilding) der Verlust an Körperwasser (bis zu 5–10%) hervorgerufen durch:

- weniger Wasserzufuhr als üblich, v. a. durch spärliches Trinken
- vermehrte Wasserausscheidung durch
  - Saunagänge
  - Sport in wärmeisolierender Bekleidung
  - Abführmittel, sogenannte Diuretika und Laxantien

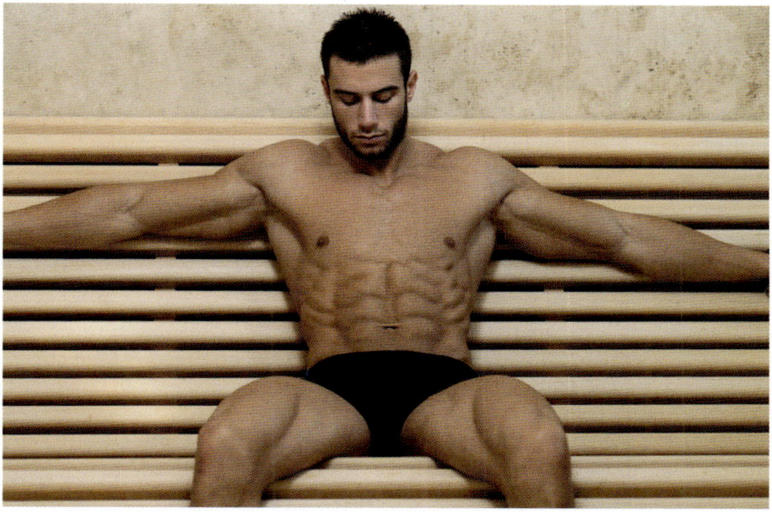

▲ Abb. 8: „Abkochen" – Kraftsportler in der Sauna

Bei den Sportarten in Gewichtsklassen wird in der Zeit vom Wiegen bis zum Wettkampf der Ausgleich des verlorenen Körperwassers angestrebt. Die Sportler trinken dann isotonische Sportgetränke mit ausreichend Elektrolyten und Kohlenhydraten. Bodybuilder hingegen gleichen ihren Körperwasserverlust erst nach dem Wettkampf aus. Sie führen den Wettkampf meist in einem dehydrierten Zustand durch.

Gesundheitliche Risiken

Da der erwachsene menschliche Körper zu 60–70 % aus Wasser besteht, birgt der große Verlust an Körperwasser enorme gesundheitliche Gefahren und negative Konsequenzen für den Sportler:

- Die Muskulatur kann ihre maximale Leistung nicht erbringen, da das Blut verdickt ist, die Energiegewinnung stockt und Stoffwechselendprodukte nur langsam abtransportiert und abgebaut werden können.
- Die Muskulatur neigt durch den Verlust an Elektrolyten zu **Krämpfen**.
- **Hitzeschläge** können bei langen Saunagängen und schweißtreibenden Trainingseinheiten in wärmeisolierender Bekleidung auftreten und im schlimmsten Fall tödlich enden.
- **Herzrhythmusstörungen** können ebenfalls auftreten.
- Die **psychische Belastung** ist in dieser Phase extrem hoch. Aggression, Übellaunigkeit und Stimmungsschwankungen sind keine Seltenheit.
- **Verstopfungen** und **Harnwegsinfektionen** sind als Folge des Wassermangels möglich.
- Zudem kann es bei niedriger Flüssigkeitszufuhr und gleichzeitiger eiweißreicher Kost zu einer erhöhten Belastung der Nieren kommen. Die Menge an gelösten Teilchen (renale Molenlast) steigt erheblich, der pH-Wert sinkt durch einen Anstieg an SO_2 -, SO_3- und H^+-Ionen. Dies führt zu einer verminderten Rückresorption von u. a. Ca^{++}-Ionen, was die Kalziumbilanz verschlechtert (Knochendichte!) und die Bildung von **Nierensteinen** fördert.

➔ **Den Zustand der maximalen Leistungsfähigkeit kann der Sportler in diesem Zustand nicht erreichen.**

> **Insbesondere bei Kindern und Jugendlichen ist das „Gewichtmachen" aufgrund des hohen gesundheitlichen Risikos verboten. Trainer, die Kindern und Jugendlichen das „Gewichtmachen" empfehlen, handeln grob fahrlässig.**

7.4.2 Langfristige Gewichtsreduktion

Im Unterschied zum Gewichtmachen wird bei der langfristigen Gewichtsreduktion nicht der Körperwasseranteil gemindert, sondern hauptsächlich Körperfett und ggf. auch Muskelmasse.

Grundlage jeder nachhaltigen Gewichtsreduktion ist eine negative Energiebilanz über einen längeren Zeitraum. Der Energieverbrauch ist dabei größer als die Energieaufnahme.

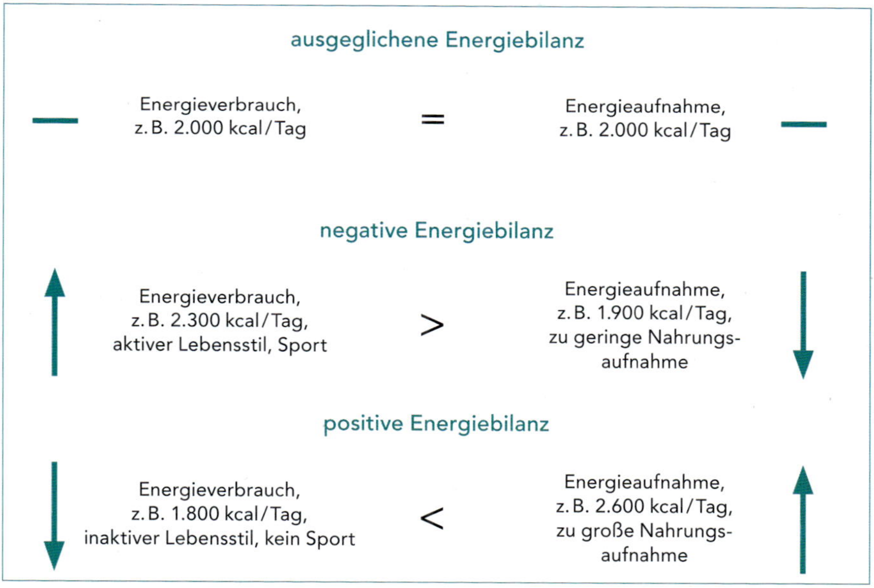

▲ Abb. 9: Energiebilanzen

Wichtig ist …

- eine langfristige Planung der Gewichtsreduktion über mehrere Wochen bis Monate, ausgehend vom Wettkampftag. Es sollte in einem Abstand von ca. zwei Wochen gewogen werden. Die Bedingungen sollten dabei stets gleich sein, z. B. morgens nach dem Aufstehen, vor dem Frühstück.
- die Untergrenze des Körperfettanteils zu beachten (Mann: 5 %, Frau: 12 %), da sonst gesundheitliche Gefahren, z. B. erhöhte Infektanfälligkeit, verlangsamte Regeneration, drohen.
- eine Abnahme von 1,3 kg Körpermasse innerhalb von 2 Wochen nicht zu überschreiten. Dies ist die Obergrenze für den Erhalt der vollen körperlichen Leistungsfähigkeit.
- die Energieaufnahme von mindestens 1.200 kcal/Tag. Hinzu kommt die zusätzliche Energieaufnahme, die benötigt wird, wenn sportliche Aktivitäten ausgeübt werden.

Ernährungstipps – Qualität vor Quantität

Wie bei jeder Gewichtsreduktion besteht auch bei der langfristigen Gewichtsreduktion die Gefahr des Nährstoffmangels. Eine drastische Leistungsminderung wäre die Folge. Ziel ist es daher, trotz Energiedefizit alle sechs lebensnotwendigen Hauptnährstoffgruppen in ausreichender Menge aufzunehmen (vgl. Kap. 2).
Es gilt der Grundsatz: **Qualität vor Quantität!**

- Achte auf eine hohe Nährstoffdichte, d. h., die Lebensmittel sollten wenig Energie (kcal), dafür viele essenzielle Nährstoffe enthalten.
- Achte auf einen ausgeglichenen Wasserhaushalt. Gerade durch energiefreie Getränke wie Wasser und Tee lässt sich die Energiezufuhr einschränken.
- Auf deinem Speiseplan sollten stehen:
  - viel Gemüse und Obst,
  - Eiweiß mit hoher biologischer Wertigkeit (vgl. S. 34), z. B. Putenfleisch, Kartoffeln mit Ei,
  - essenzielle Fettsäuren (Omega-3-/Omega-6-Fettsäuren) aus Fischen und pflanzlichen Ölen,
  - komplexe, langkettige Kohlenhydrate (Vollkornprodukte, Getreide)
- Streiche keine „ungesunden" Lebensmittel vom Ernährungsplan. Wenn du große Lust auf Snacks oder Süßes hast, dann greif **maßvoll** zu. Der Genussfaktor der Ernährung trägt zum psychischen und physischen Wohlbefinden bei.

Halte dich fern von sogenannten Crash-Diäten. Sie mögen anfangs erfolgreich die Pfunde purzeln lassen, entsprechen jedoch weder einer ausgewogenen Ernährung noch sind sie über einen langen Zeitraum aufrechtzuerhalten.

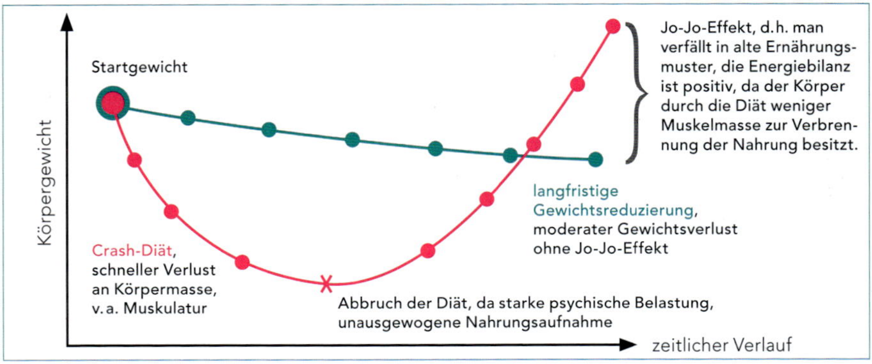

▲ Abb. 10: Crash-Diät mit Jo-Jo-Effekt versus langfristige Gewichtsreduktion

Exkurs: Muskelaufbau, Kraft- und Massezuwachs

Erfährt die Skelettmuskulatur einen Trainingsreiz, z. B. durch ein Krafttraining, werden **Anpassungserscheinungen** ausgelöst. Sie sorgen dafür, dass der Körper ein höheres Leistungsniveau erreicht und somit besser auf erneute Belastungen vorbereitet ist.

Anpassungserscheinungen im Stoffwechsel

Auf der Ebene des Stoffwechsels führt der Trainingsreiz dazu, dass zukünftig die an der Energiegewinnung im Muskel beteiligten Stoffe Glykogen, Kreatinphosphat und ATP vermehrt in den Muskelzellen eingespeichert und bereitgestellt werden. Der Muskel ist leistungsfähiger.

Anpassungserscheinungen des Nervensystems

Der Trainingsreiz führt weiterhin dazu, dass die Zusammenarbeit von Nerven und Muskulatur besser funktioniert. Die Nerven leiten den Aktivierungsbefehl vom Gehirn über das Rückenmark hin zum Muskel. Das verbesserte Zusammenspiel von Nerven und Muskulatur bezieht sich zum einen auf die Muskelfasern von einem Muskel – die sogenannte **intramuskuläre Koordination** (vgl. Abb. 11). Eine Nervenzelle kann nun mehr Muskelfasern des Muskels aktivieren als zuvor.

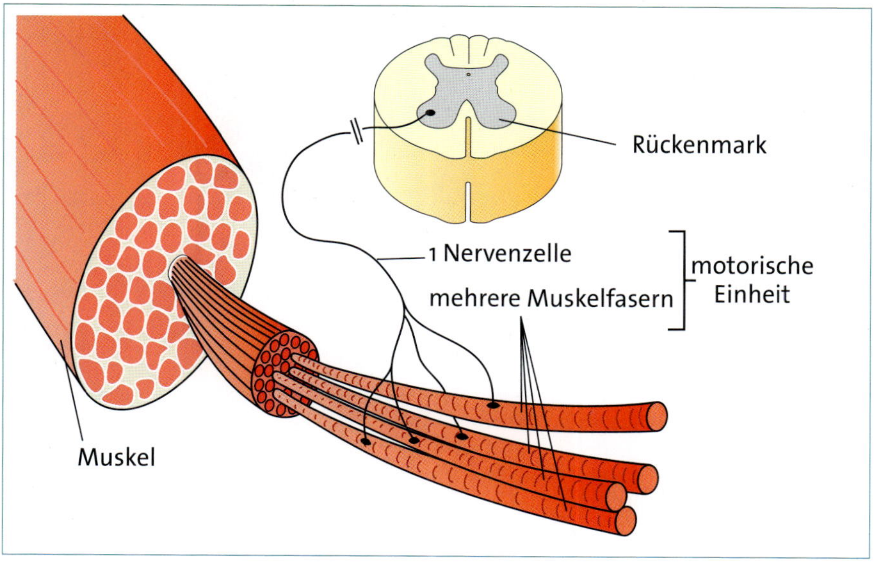

▲ Abb. 11: Intramuskuläre Koordination

Zum anderen findet auch ein verbessertes Zusammenspiel aller an der Bewegung beteiligten Muskeln statt – die sogenannte **intermuskuläre Koordination** (vgl. Abb. 12). Das Zusammenspiel von Agonist und Antagonist verbessert sich, sodass die Bewegungen „runder" ablaufen.

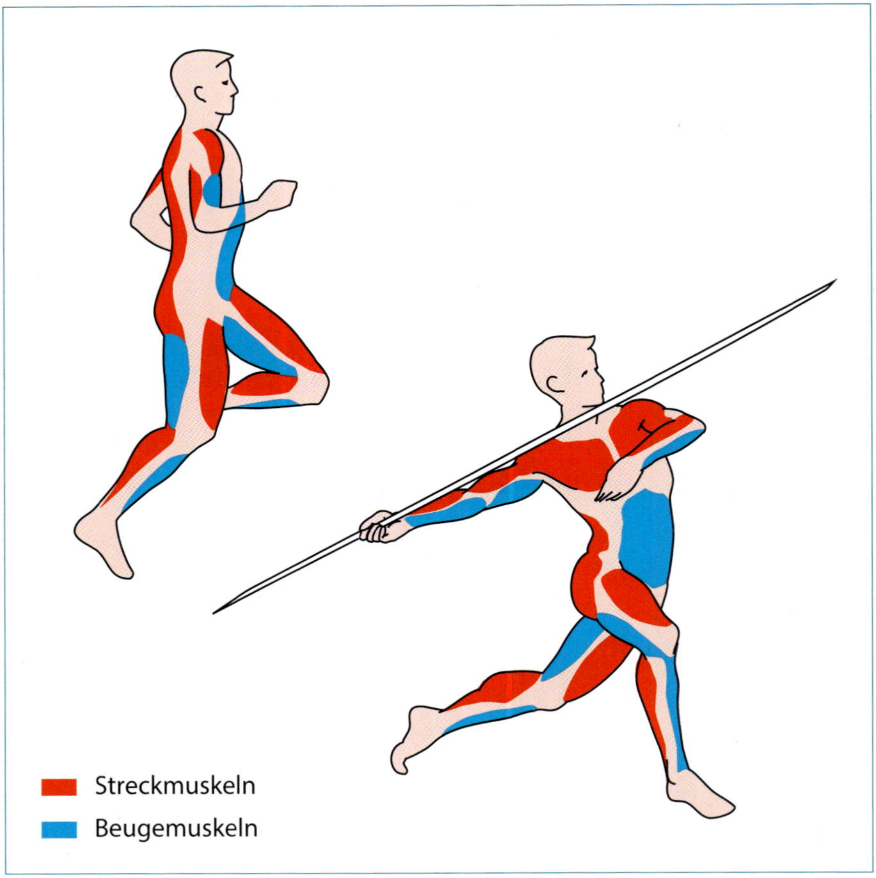

▲ Abb. 12: Intermuskuläre Koordination

Anpassungserscheinungen des Muskelvolumens

Hierbei handelt es sich um eine Querschnittsvergrößerung der Muskelfasern und des sich darin befindenden Bindegewebes – die sogenannte **Hypertrophie** (vgl. Abb. 13). Aminosäuren aus der Nahrung werden in der Regenerationsphase zum Zellaufbau und zur Zellerneuerung genutzt. Bei Inaktivität, z. B. beim Tragen eines Gipsverbands oder zu langer Trainingspause, verringert sich der Muskelquerschnitt sehr schnell – die sogenannte **Atrophie**. Vielfach diskutiert wird das Phänomen der Längsaufspaltung der Muskelfasern – die sogenannte **Hyperplasie** (vgl. Abb. 13). Eine eindeutige Lehrmeinung hierzu gibt es nicht.

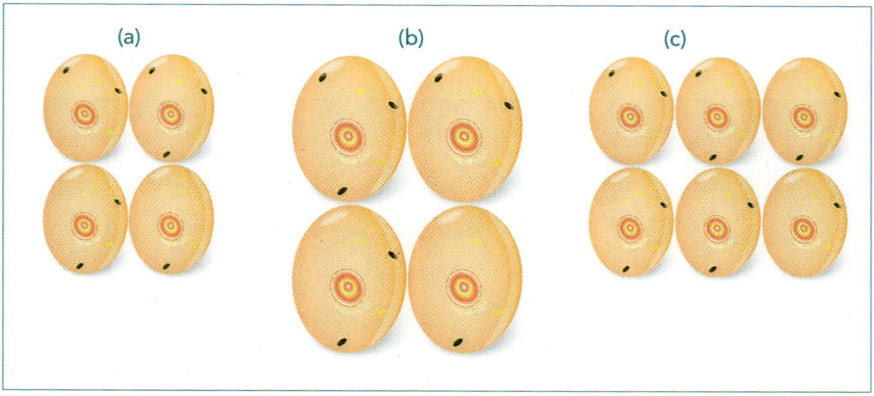

▲ Abb. 13: Zellen gewöhnlicher Größe (a), bei Hypertrophie (b), Hyperplasie (c)

Der maximal mögliche Muskelmasseaufbau

Die Frage, wie viel Muskelmasse maximal aufgebaut werden kann, wird in der Bodybuilder-Szene viel diskutiert. Klar, denn voluminöse, ausdefinierte Muskeln prägen das Schönheitsideal der Bodybuilder. Berechnungsmodelle nach Martin Berkhan, Casey Butt oder FFMI lassen Rechenspiele zu. Jedoch sollte die Frage nach der maximal erreichbaren Muskelmasse auch anhand einiger sportmedizinischer und trainingswissenschaftlicher Gesetzmäßigkeiten, ohne dabei kg-Angaben zu benennen, betrachtet werden (vgl. S. 114 f.):

Eine Frage der Genetik

Die Anpassungsfähigkeit des menschlichen Körpers ist von Sportler zu Sportler unterschiedlich. Verantwortlich dafür sind einerseits unterschiedliche Erbanlagen bzw. die Genexpressionen, andererseits auch individuelle Persönlichkeitsmerkmale, z. B. die Bereitschaft sich im Training intensiv zu belasten, die Erholungsfähigkeit, der ungebrochene Wille usw.

Zudem scheint es auch logisch, dass ein Sportler, der von Natur aus sehr schmächtige Oberarme hat, auch durch optimales Training keinen Oberarmumfang erreichen kann wie ein Sportler, der bereits mit voluminösen Oberarmen geboren ist. Körperbau, Muskelfaseranzahl und Muskelfaserspektrum sind von Sportler zu Sportler verschieden.

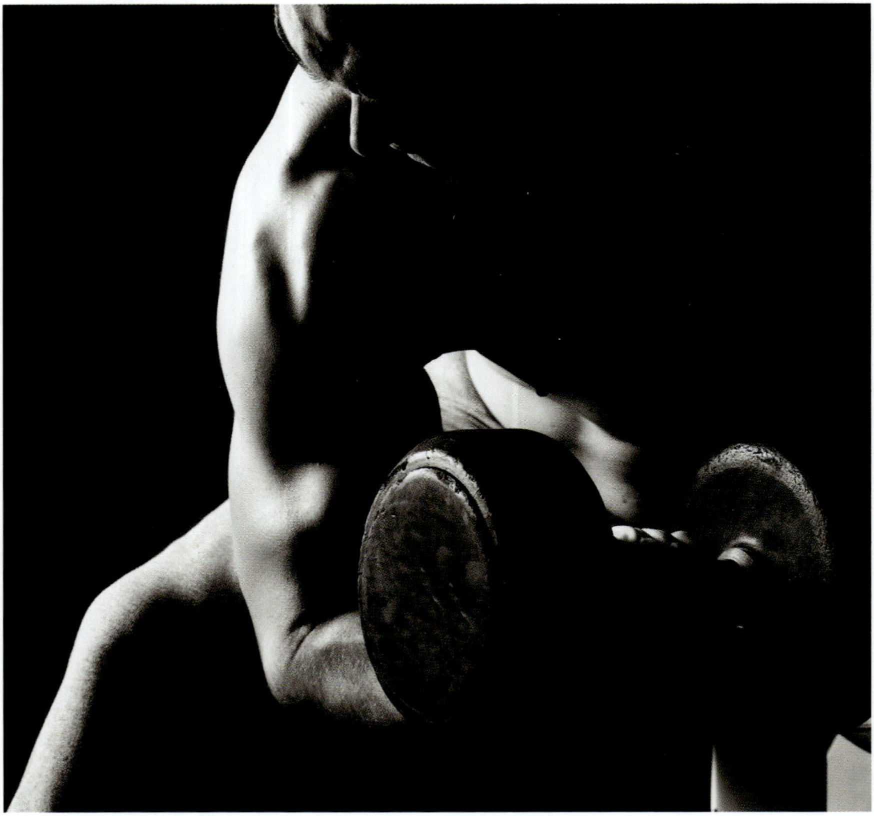

Eine Frage des Alters

Für bestimmte konditionelle und koordinative Fähigkeiten (z. B. Kraftzuwächse, das Erlernen der Schwimmtechnik) gibt es Altersabschnitte, in denen der Mensch besonders anpassungsfähig ist – sogenannte **sensitive Phasen**. Daher ist die Trainingsantwort auf den erfahrenen Krafttrainingsreiz bei einem Sportler im Alter von 20–25 Jahren größer als 20 Jahre später im Alter von 45–50 Jahren. Dennoch ist Krafttraining im Alter möglich und sinnvoll, der Körper ist einfach weniger empfänglich und anpassungsfähig für Krafttrainingsreize. Grund dafür ist v. a. der veränderte Hormonhaushalt.

Eine Frage des Trainingsalters

Vergleicht man nun nicht mehr das Lebensalter des Sportlers, sondern das Trainingsalter, dann stellt man fest, dass in den ersten beiden Trainingsjahren des Kraftsportlers der Kraft- und Muskelmassezuwachs besonders hoch ist. Einen trainingswirksamen Reiz auszulösen, fällt anfangs leicht, der Trainingszustand verbessert sich schnell. In der nachfolgenden Zeit wird es trotz gesteigerter (Prinzip der progressiven Belastung), variabel gestalteter (Prinzip der Variation von Trainingsbelastung) Trainingsreize immer schwieriger, Muskelmasse aufzubauen. Ein Plateau ist erreicht.

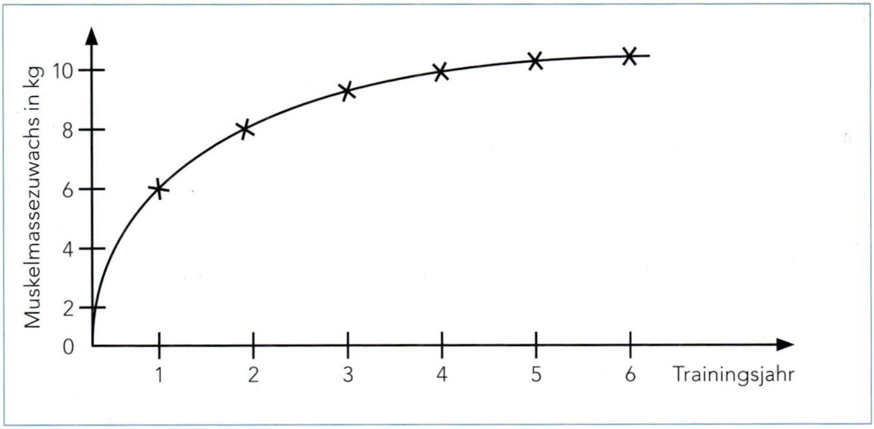

▲ Abb. 14: Möglicher Verlauf des Muskelmassezuwachses bezogen auf das Trainingsjahr

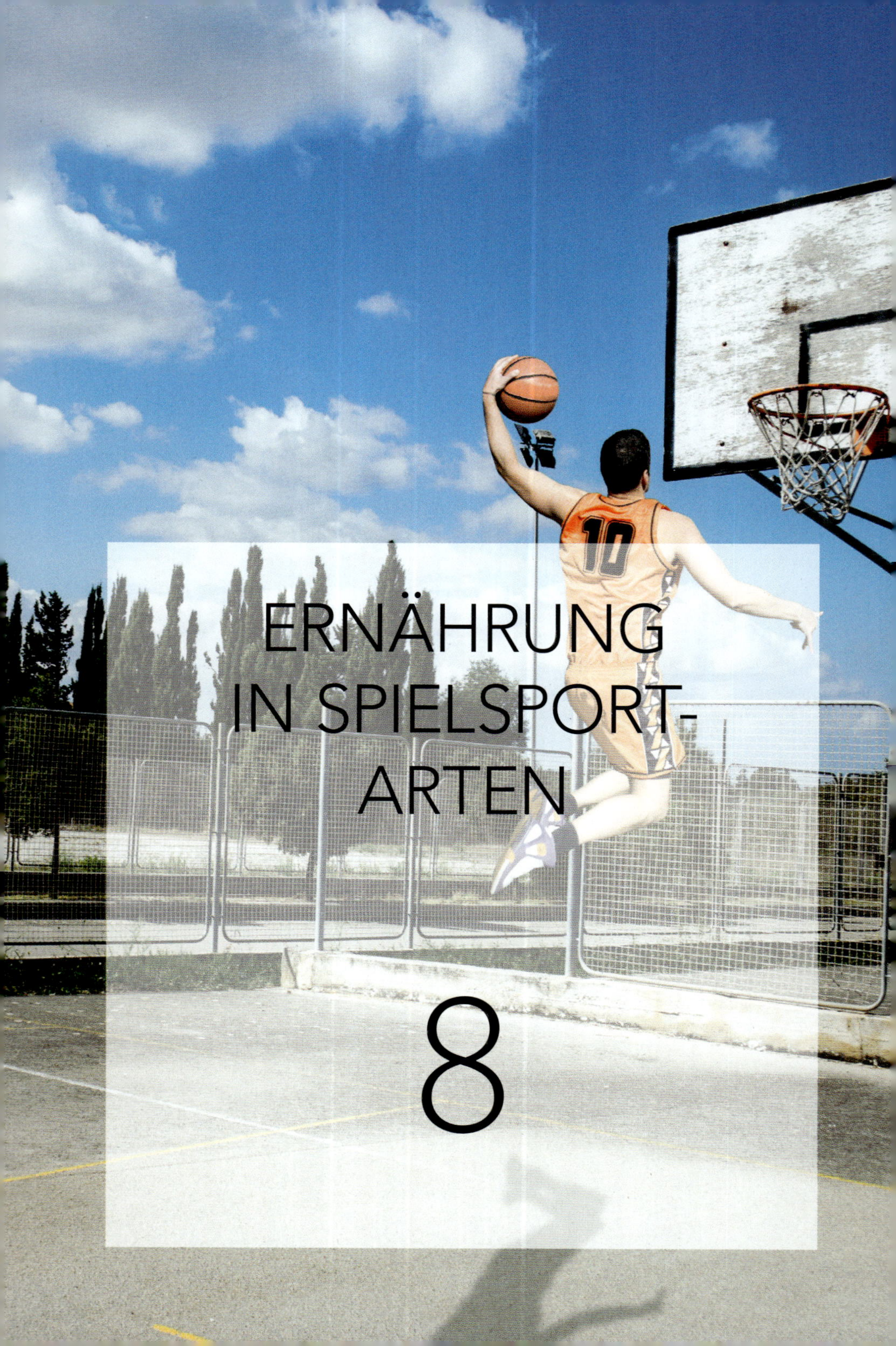

8 ERNÄHRUNG IN SPIELSPORTARTEN

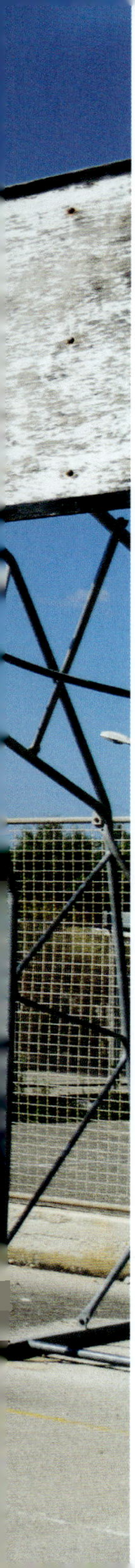

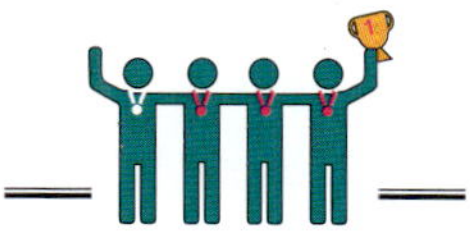

Was dich in diesem Kapitel erwartet

Spielsportarten wie Fußball, Basketball, Handball oder Hockey verlangen den Sportlern einiges ab. Einige Beispiele dafür sind:

- mehrfaches intensives Training in der Woche
- Saisonbetrieb über mehrere Monate
- zeitlich dicht aufeinanderfolgende Spiele bei Turnieren

Klar ist, dass die Ernährung auch in den Spielsportarten ihren Beitrag zur Leistungsfähigkeit beisteuern kann. Erfahre dazu mehr in diesem Kapitel.

8.1 Typische Sportarten und deren sportmotorisches Anforderungsprofil

Definition Spielsportarten wie z. B. Fußball, Handball, Basketball, aber auch Squash oder Badminton sind Bewegungsspiele, bei denen einzelne Spieler, Spielerpaare oder ganze Mannschaften gegeneinander einen Wettkampf nach einem festgelegten Regelwerk bestreiten. Dabei können viele unvorhersehbare Spielsituationen und -verläufe auftreten.

Die teils hochintensiven Phasen des Wettkampfs, z. B., wenn ein Fußballspieler 15 Meter nach dem Ball sprintet, werden durch ruhige, entlastende Phasen sowie festgelegte Pausen, Auszeiten, Fouls, Satzgewinne, Seitenwechsel usw. unterbrochen.
Eine entlastende Phase eines Fußballspiels ist z. B. gegeben, wenn der Stürmer locker an der Mittellinie trabt und auf den nächsten Konter wartet.
Wie viele Wettkämpfe oder Turniere der einzelne Sportler bzw. die Mannschaft bestreitet, ist sehr unterschiedlich. Während in der höchsten deutschen Eishockeyliga die Spieler vor ihren Play-offs auf 52 Spieltage kommen, werden in der ersten Fußballbundesliga 34 Spieltage ausgetragen.

In Ausdauer- und Kraftsportarten können die Leistungen der einzelnen Sportler leicht objektiv erfasst werden: Sportler A läuft 5.000 m in der Zeit 16:52 Minuten. Sportler B kann auf der Bank 95 kg drücken.
Die Leistungsobjektivierung in den Spielsportarten ist hingegen komplexer: Unterschiedliche Spielverläufe, unterschiedliche Anforderungen an einzelne Spielerpositionen, das hohe Maß an Kooperation innerhalb der Mannschaft und vieles mehr tragen zu dieser Komplexität bei. Folglich ist in den Spielsportarten auch nicht eine sportmotorische Hauptbeanspruchungsform besonders leistungsbestimmend, sondern alle fünf ungefähr gleich (vgl. Abb. 1, S. 119).

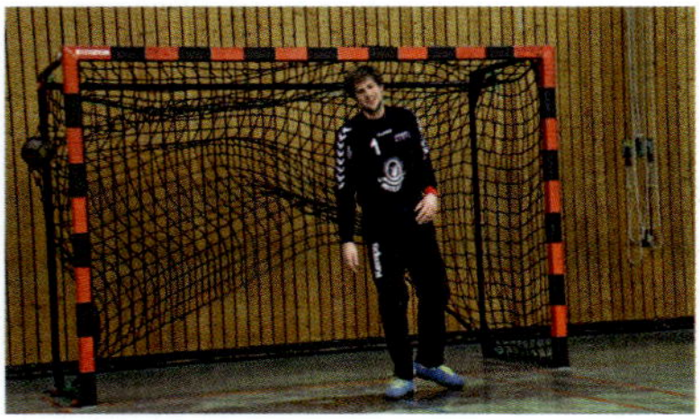

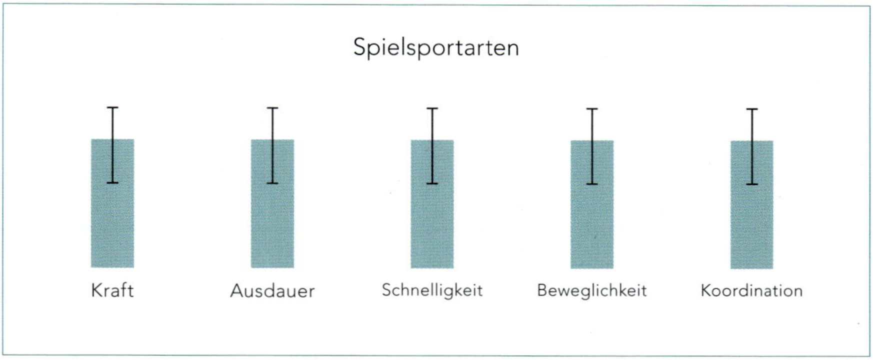

▲ Abb. 1: Sportmotorisches Anforderungsprofil in Spielsportarten

Innerhalb der Sportarten, aber auch innerhalb der Spielerpositionen gibt es unterschiedliche sportmotorische Anforderungen. Ein Volleyballspieler trainiert eher seine Explosivkraft, um höher springen zu können. Ein Fußballer trainiert dagegen mehr seine Ausdauer, da er bedeutend mehr Laufwege zurücklegen wird.

Eine Übersicht über die Vielfalt der Spielsportarten gibt folgende Tabelle.

Spielsportarten in der Übersicht (nach Stiehler, Konzag, Döbler)			
Tor-/ Mal-/ Korbspiele	**Rückschlagspiele**	**Schlagball-/ Abwurfspiele**	**Ziel-/Treibspiele**
Mit Körperbehinderung Eishockey, Fußball, Handball, Rugby, Wasserball	Einzel/Doppel Badminton, Squash Tennis, Tischtennis	Baseball, Cricket, Schlagball	Billard Eisschießen Golf Kegeln
Ohne Körperbehinderung Basketball, Hockey, Radball	Mannschaftsspiele Faustball Volleyball		

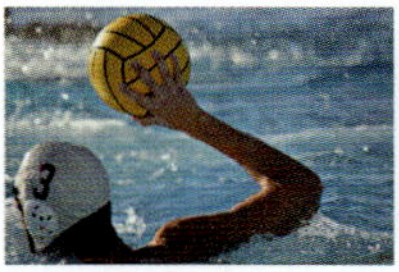
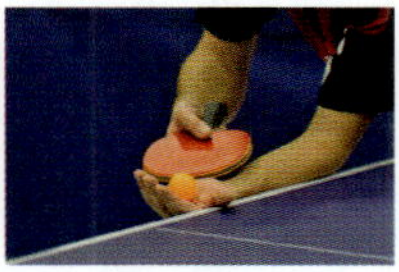
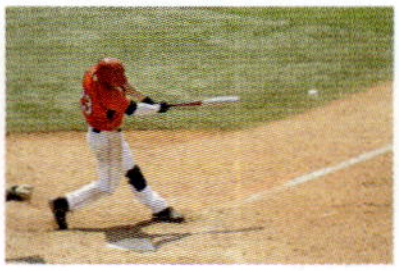
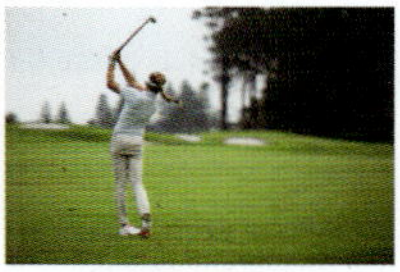

8.2 Bedeutung der Hauptnährstoffgruppen für Sportler der Spielsportarten

Insbesondere in den Spielsportarten variieren die sportmotorischen Belastungsanforderungen zwischen einzelnen Spielerpositionen/-typen. Daher sollte stets aus einer Analyse der Belastungsanforderungen die Ernährungsstrategie abgeleitet werden.

Kohlenhydrate

- In allen Spielsportarten ist ein Mindestmaß an Ausdauer gefordert. Sichtbar wird die fehlende Grundlagenausdauer, wenn Verlängerungen die reguläre Spielzeit ausdehnen. Viele Sportler kommen dabei an ihre Belastungsgrenzen – Muskelkrämpfe sind üblich. Um der langen, aber auch phasenweise intensiven Belastung standhalten zu können, müssen die Glykogenspeicher gut aufgefüllt sein.
- Zudem sollte der Fettstoffwechsel durch Grundlagenausdauertraining trainiert sein, um die begrenzten Glykogenreserven zu schonen. In Entlastungsphasen werden bei gut trainiertem Fettstoffwechsel die Kohlenhydratreserven geschont.
- Bei hochintensiven, kurzzeitigen Belastungen werden Kohlenhydrate und Kreatinphosphate zur Energiebereitstellung genutzt. In kurzen, intensiven Phasen werden Kohlenhydrate ohne Sauerstoff (anaerob) verstoffwechselt und zu Milchsäure abgebaut.
- Folgen z. B. in einem Turnier in kurzer Zeit mehrere Wettkämpfe dicht aufeinander, dann sollte der Spielsportler besonders darauf achten, seine Kohlenhydratspeicher (Glykogen) immer wieder gut aufzufüllen. Nur so kann gewährleistet werden, dass der Spieler nach mehreren Spielen Vorbelastung auch im Finale seine Leistung abrufen kann.
- Ca. 55 % der gesamten Nahrungsenergie sollte beim Spielsportler aus Kohlenhydraten stammen. Geeignet sind z. B. (Vollkorn-)Brotscheiben mit Frischkäse und Fruchtaufstrich, reifes Obst oder Pastavariationen.

Fette

- Fett als energiereichster Nährstoff sollte rund 25 % der aufgenommenen Nahrungsenergie ausmachen.
- Da Fette schwer verdaulich sind und langsamer verdaut werden als z. B. Kohlenhydrate, sollte der Fettbedarf nicht unmittelbar vor oder während des Wettkampfs gedeckt werden. Besser ist es, einen ausreichenden Abstand zwischen Essen und sportlicher Belastung für die Verdauung einzuplanen.
- Auch sollte man darauf achten, dass die kleinen Snacks in den Pausen der Spiele möglichst fettarm sind.
- Grundsätzlich sollte auch der Spielsportler darauf achten, dass er die pflanzlichen Fette den tierischen vorzieht. Das darin vorkommende Verhältnis von Omega-3- zu Omega-6-Fettsäuren wirkt gefäßstabilisierend und leistungssteigernd.
- Auch in Turnierphasen steigt der Energiebedarf des Spielsportlers nicht so weit an, dass vermehrt Fett als energiereicher Nährstoff zur Bedarfsdeckung notwendig wird.

Eiweiße

- Hohe Intensitäten, zahlreiche schnellkräftige Sprints, Stopps und Richtungswechsel, körperbetonte Zweikämpfe, maximale Krafteinsätze bei Wurf/Schuss usw. verlangen dem Spielsportler einiges an Substanz ab. Muskelsubstanz wird dabei angegriffen und beschädigt. Die Aminosäuren der Eiweiße reparieren den entstandenen Schaden.
- Beachtung geschenkt werden muss diesen durch die Zufuhr von Eiweiß unterstützten Reparaturprozessen in Turnieren oder bei zeitlich eng aufeinanderfolgenden Wettkämpfen. Je besser der Muskel mit den Aminosäuren aus Nahrungseiweißen versorgt ist, desto schneller ist der Muskel wieder leistungsfähig.
- Zu beachten ist, dass Muskelaufbau und -reparatur nur dann ökonomisch verlaufen, wenn neben der Aminosäureversorgung auch die Kohlenhydratzufuhr ausreichend ist. Sowohl der Eiweißaufbau als auch der -abbau sowie die Aminosäureumbauprozesse sind eng an den Kohlenhydratstoffwechsel gekoppelt. Deshalb ist eine „Low-Carb-Ernährung" nicht zu empfehlen.
- Die Eiweißquellen sollten möglichst mager sein und insgesamt zwischen 15–20 % der Nahrungsenergie ausmachen. Die maximale Aufnahmemenge sollte 1,5–2 g/kg Körpergewicht nicht überschreiten. Ein Gemisch aus pflanzlichem und tierischem Eiweiß im Verhältnis 2:1 ist empfehlenswert.

8.3 Ernährung in verschiedenen Phasen rund um den Wettkampf in Spielsportarten

Trainingsphase

Während der Trainingsphase in den Spielsportarten, also z. B. in der Saisonvorbereitung, in der Übergangsphase zwischen zwei wichtigen Turnieren, aber auch zwischen den Spieltagen in der Saison, stellen die zahlreichen Trainingseinheiten Anforderungen an die Ernährung der Spielsportler. Die Ernährung wird an die Ziele der Trainingsphasen angepasst. Ausgangspunkt und gleichzeitig anzustrebendes Ernährungsziel bleibt die Ernährungspyramide für Sportler (vgl. S. 15).

Werden hochintensive Trainingseinheiten in den Anforderungsbereichen Kraft und Ausdauer oder mehrere Trainingseinheiten am Tag trainiert, benötigt der Sportler mehr Energie. Diese Energie sollte im Vorfeld der Trainingseinheiten in Form von langkettigen Kohlenhydraten aufgenommen werden, ergänzt mit ausreichend Flüssigkeit/Sportgetränk. Die Kohlenhydratreserven, die im Training zur Energiegewinnung genutzt werden, sind nur dann gut gefüllt.
Wenn Probleme mit der Verträglichkeit bestehen, kann auf leicht verdauliche Stärketräger zurückgegriffen werden, z. B. Haferflocken oder Schmelzflocken. Wird hingegen ein niedrigintensives, technisch-taktisch orientiertes Training durchgeführt, entsteht kaum ein Mehrbedarf an Energie – die Basisernährung reicht aus.

Vorwettkampfphase

Vor dem Wettkampf liegt das Hauptaugenmerk der Ernährung auf dem Auffüllen der Glykogenspeicher. Gerade in laufintensiven Sportarten mit hohen, kurzzeitigen Belastungsspitzen mit anaerober Stoffwechsellage (z. B. Sprintduelle um den Ball) spielt die Energiebereitstellung aus Kohlenhydraten die entscheidende Rolle.

Nur diejenigen Spielsportler, die im Vorfeld des Wettkampfs ihre Glykogenspeicher maximal aufgefüllt haben, sind in der Lage bis zum Ende der Spielzeit und bei eventuellen Verlängerungen die maximale Leistungsfähigkeit abzurufen.

Auch sollte der Spielsportler stets darauf achten, mit einem ausgeglichenen **Flüssigkeitshaushalt** (vgl. S. 69 ff.) in den Wettkampf zu starten. Defizite im Flüssigkeitshaushalt wirken sich besonders leistungsmindernd aus.

Ein relativ verbreitetes Phänomen im Breitensportbereich ist der Konsum von **Alkohol** nach der Trainingseinheit und vor und nach dem Spieltag.

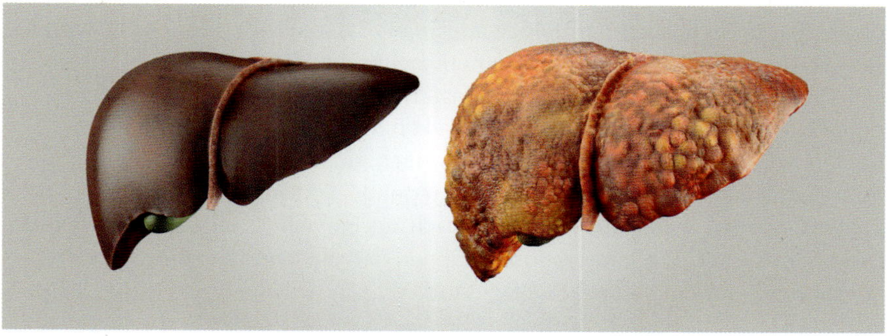

▲ Abb. 2: Gesunde Leber im Vergleich zu einer alkoholgeschädigten Leber

Alkohol ist ein **Zellgift**. Erhöhter und/oder regelmäßiger Alkoholkonsum kann zu schweren Organschäden und Organfunktionsstörungen führen.

Insbesondere die Leber kann durch den Alkoholkonsum geschädigt werden (vgl. Abb. 2). Sie ist das Hauptabbauorgan des Alkohols.
Außerdem

- schwemmt Alkohol wichtige Mineralstoffe aus,
- mindert den Aufbau von Glykogen,
- steigert die Fettbildung,
- stört die Koordination und nervale Ansteuerung der Skelettmuskulatur und
- hemmt die Bildung von natürlichen, anabolen Hormonen.

Nach einer durchzechten Nacht mit Restalkohol auf dem Spielfeld zu stehen, ist **grob fahrlässig**. Es kann gesundheitsschädigend sein, zum einen durch den konsumierten Alkohol, zum anderen ist die Verletzungsgefahr während des Wettkampfs erhöht. Ferner kann Alkoholkonsum zu unsportlichem Verhalten führen. Zudem mindert er den Trainingseffekt in großem Maße.

Wettkampfphase

Am Spieltag selbst sollte die letzte kohlenhydratreiche Mahlzeit mit ausreichend Abstand zum Wettkampf eingenommen werden. 1,5–2 Stunden vor Beginn reichen aus. Je leichter verdaulich, desto besser – daher sollte auf große Mengen Fett, Eiweiß und Ballaststoffe verzichtet werden. Die Auswahl der Lebensmittel sollte sich auch nach den üblichen Essgewohnheiten richten.
Vergleicht man Spielsportarten beispielsweise mit Ausdauerwettkämpfen, z. B. einem Marathon, dann stellt sich als Besonderheit heraus, dass der Wettkampf planmäßig (z. B. Halbzeit-/Drittelpausen, Spiel-/Satzpausen), aber auch unvorhersehbar (taktische Auszeiten, Fouls) unterbrochen werden kann. Diese Pausen sollte der Sportler nutzen, um dem belastungsbedingten Leistungsabfall durch Nahrungsaufnahme entgegenzuwirken. Vor allem dem Verbrauch an Kohlenhydraten und Verlust von Körperwasser und Mineralstoffen sollte mittels Sportgetränken oder kleinen Snacks entgegengewirkt werden. Snacks, z. B. Sportriegel, sollten aus einem Gemisch aus Einfach-, Zweifach- und Vielfachzuckern bestehen. Die Informationen können den Nährwertangaben auf der Verpackung entnommen werden (vgl. Abb. 3).

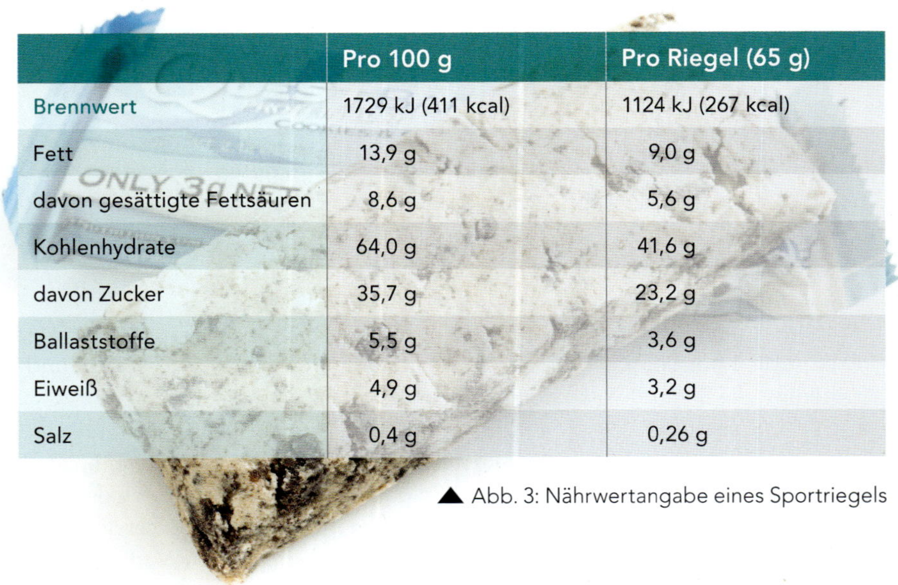

	Pro 100 g	Pro Riegel (65 g)
Brennwert	1729 kJ (411 kcal)	1124 kJ (267 kcal)
Fett	13,9 g	9,0 g
davon gesättigte Fettsäuren	8,6 g	5,6 g
Kohlenhydrate	64,0 g	41,6 g
davon Zucker	35,7 g	23,2 g
Ballaststoffe	5,5 g	3,6 g
Eiweiß	4,9 g	3,2 g
Salz	0,4 g	0,26 g

▲ Abb. 3: Nährwertangabe eines Sportriegels

Wiederum gilt: Was in den Pausen des Wettkampfs gegessen oder getrunken wird, sollte im Training bereits getestet worden sein.

Bei einer gelungenen Wettkampfernährung kann die physische und psychische Leistungsfähigkeit deutlich länger aufrechterhalten werden.

Regenerationsphase

Während des Spiels verbrennt der Sportler seine Kohlenhydratreserven, schwitzt Körperwasser und somit Mineralstoffe aus. Durch die körperliche Belastung werden Eiweißstrukturen der Muskulatur, der Enzyme und der Hormone angegriffen. Daher sollte nach dem Wettkampf in mehreren kleinen, leicht verdaulichen Mahlzeiten ein **Kohlenhydrat-Eiweiß-Gemisch** aufgenommen werden. Diese ermöglichen eine erneute Befüllung der Glykogenspeicher und bringen Reparaturprozesse der angegriffenen Eiweißstrukturen in Gang.

Das geforderte Kohlenhydrat-Eiweiß-Gemisch liefern z. B. Naturreis mit kleinen Mengen Geflügelfleisch, an kalten Tagen eine Kartoffelsuppe mit Brot, an heißen Tagen eine magere Quarkspeise mit frischem Obst.

Kaliumreiche Sportgetränke, z. B. eine Fruchtsaftschorle mit einer beigemengten Prise Kochsalz (NaCl), gleichen die Flüssigkeitsverluste aus.

Insbesondere in der Phase nach einem intensiven Wettkampf darf aus dem Blickwinkel der Ernährungspsychologie die Nahrung einen belohnenden Charakter haben. Das psychische Wohlbefinden trägt ebenfalls zur Regeneration bei.

Also gönn' dir auch mal eine Pizza oder einen Burger.

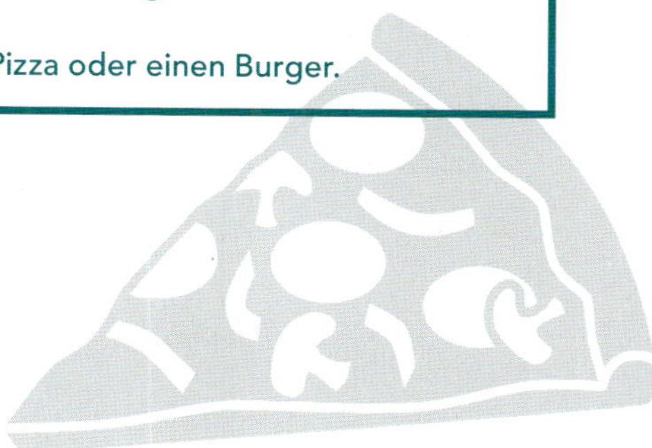

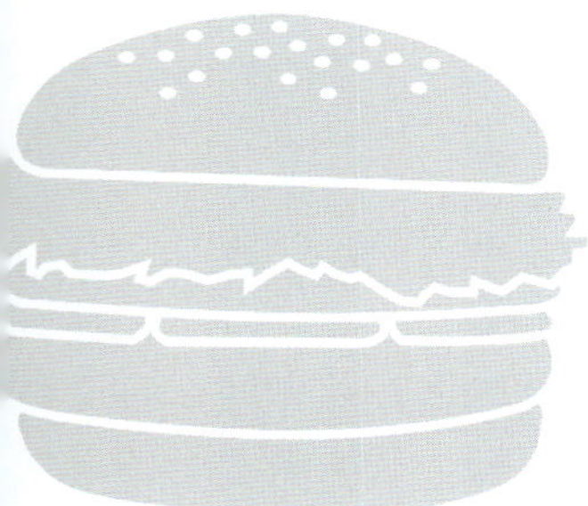

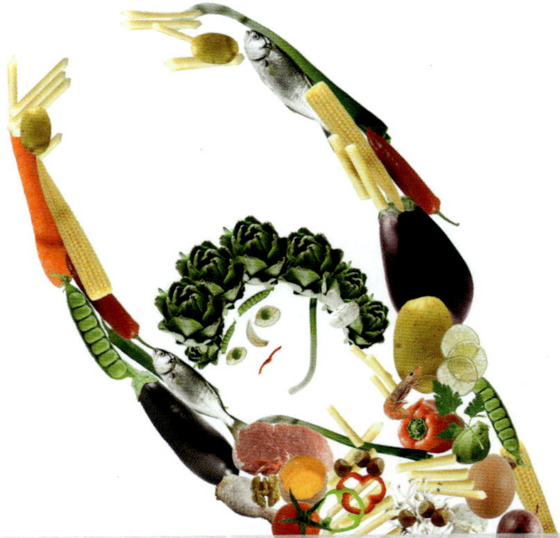

ALTERNATIVE KOSTFORMEN UND IHRE EIGNUNG FÜR DIE SPORTERNÄHRUNG

9

Was dich in diesem Kapitel erwartet

Ernährung ist etwas Persönliches, jeder hat ein Lieblingsgericht, jeder bereitet die Nahrung nach den eigenen Vorlieben zu. Doch welche Kostform ist der Gesundheit zuträglich? Abseits der Vorgaben der Deutschen Gesellschaft für Ernährung e. V. gibt es eine Vielzahl an alternativen Ernährungsformen. Welche Ideen stecken hinter den alternativen Kostformen und was versprechen sie? Drei derzeit besonders populäre Ernährungsweisen/Diäten im Sport werden dir hier vorgestellt: Vegetarismus, Low-Carb und basische Ernährung.

Was bewegt Sportler dazu, sich vegetarisch oder gar vegan zu ernähren?
Was erhoffen sich Sportler von einer drastischen Reduzierung der Kohlenhydrataufnahme?
Welche Vorteile soll eine Ernährungsweise haben, die eine mögliche Übersäuerung des Körpers vermeiden möchte?

Läuft der Sportler Gefahr, sich nicht ausreichend mit allen Nährstoffen zu versorgen?

Auf alle diese Fragen liefert dir das folgende Kapitel Antworten.

Die drei beschriebenen alternativen Kostformen wurden beispielhaft und nach derzeitiger Popularität ausgewählt. Selbstverständlich gibt es zahlreiche weitere beliebte alternative Ernährungsformen, z. B. Ernährung nach Ayurveda, chinesische Ernährungslehre, Schnitzer-Kost oder Rohkost.

9.1 Vegetarismus (Veganismus)

Profi-Sportler/-innen aus unterschiedlichsten Disziplinen verfolgen eine vegetarische Ernährungsweise.

Venus Williams ist seit 1994 Profi-Tennisspielerin. Berichten zufolge ernährt sie sich seit 2011 vegan. Inzwischen ist sie also seit einem Jahrzehnt Profisportlerin mit einer veganen Lebensweise. Ausschlaggebend für ihre Ernährungsumstellung war angeblich die Diagnose einer Autoimmunerkrankung (Sjögren-Syndrom).

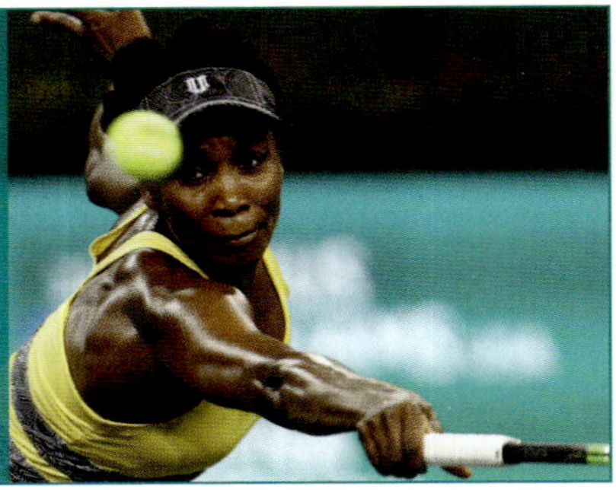

Venus Williams

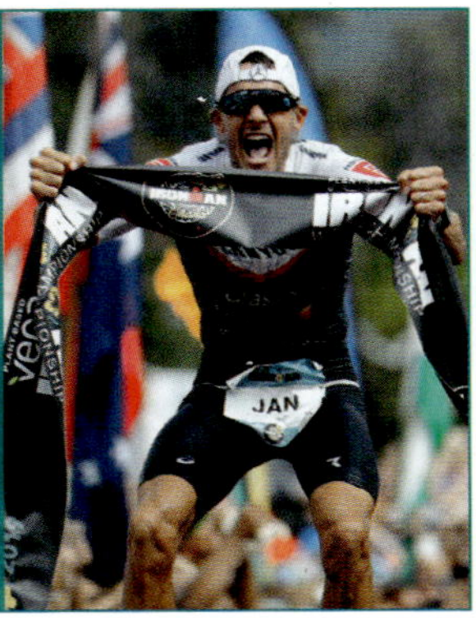

Jan Frodeno

Jan Frodeno ist ein Triathlet, der 2008 die Olympische Goldmedaille gewann. In den Jahren 2015, 2016 und 2019 gewann er die Ironman Weltmeisterschaft auf Hawaii. Seit dem Jahr 2017 ernährt er sich pescetarisch. Er verzichtet also auf Fleisch und Fleischprodukte. Dazu motiviert wurde er angeblich durch Lebensmittelskandale, z. B. Clenbuterol in Fleisch. Clenbuterol ist ein Asthma-Medikament und steht auf der Doping-Liste. Es kann in der Tiermast genutzt werden, um das Wachstum der Tiere zu fördern und das Fleisch-Fett-Verhältnis zu verbessern. Dies führt zu Rückständen des Medikaments im Fleisch und in der Milch.

9.1.1 Definition, Ausprägungsformen, Motive

Definition Der Vegetarismus ist eine Kostform, bei der überwiegend bis ausschließlich pflanzliche Lebensmittel gegessen werden. Dabei entscheidet die Ausprägungsform, welche tierischen Produkte erlaubt sind.

Ausprägungsformen des Vegetarismus

- Der Ovo-Lacto-Vegetarier isst zu den pflanzlichen Lebensmitteln ebenfalls Milch/Milchprodukte und Eier.

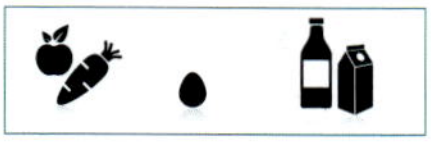

- Der Lacto-Vegetarier isst zu den pflanzlichen Lebensmitteln nur Milch/Milchprodukte.

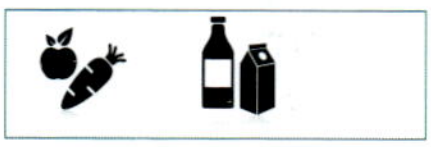

- Der Ovo-Vegetarier isst zu den pflanzlichen Lebensmitteln nur Eier.

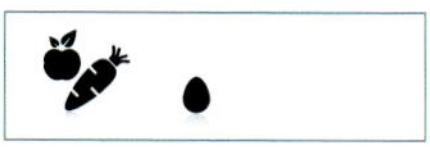

- Der Pescetarier verzichtet zwar auf Fleisch und Fleischerzeugnisse, isst jedoch Fisch, Milch/Milchprodukte, Eier und pflanzliche Lebensmittel.

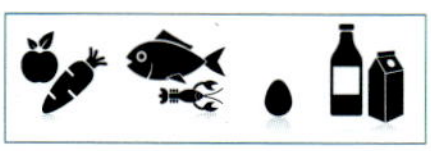

- Der Veganer isst nur pflanzliche Lebensmittel. Erzeugnisse von lebenden Tieren (z. B. Honig, Milch) werden ebenfalls gemieden.

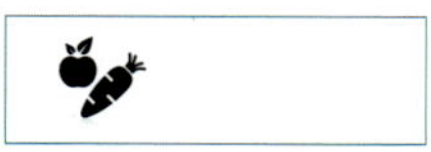

- Der Frutarier isst nur pflanzliche Lebensmittel, für die die Pflanze nicht sterben muss, z. B. keine Karotte, Apfel jedoch schon.

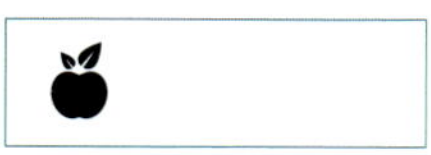

Motive

Die Gründe, warum sich Menschen für eine vegetarische Ernährungsweise entscheiden, sind vielfältig. Für Sportler spielen dabei häufig gesundheitliche Beweggründe, also eine gesteigerte physische und psychische Leistungsfähigkeit, Gewichtsabnahme usw., eine entscheidende Rolle. Daneben gibt es noch weitere Beweggründe (nach Leitzmann, Keller, Hahn):

- ethnische/religiöse: Töten als Sünde, Fleischverzehr als Tabu
- ästhetische: Abneigung gegenüber dem Anblick toter Tiere
- spirituelle: Freisetzung geistiger Kräfte
- soziale: Gewohnheit, Gruppeneinflüsse
- kosmetische: Beseitigung von Hautunreinheiten
- hygienische: bessere Küchenhygiene
- toxikologische: Vermeidung der Schadstoffaufnahme
- ökonomische: begrenzte finanzielle Möglichkeiten
- ökologische: Minderung der Umweltbelastung durch Tierhaltung

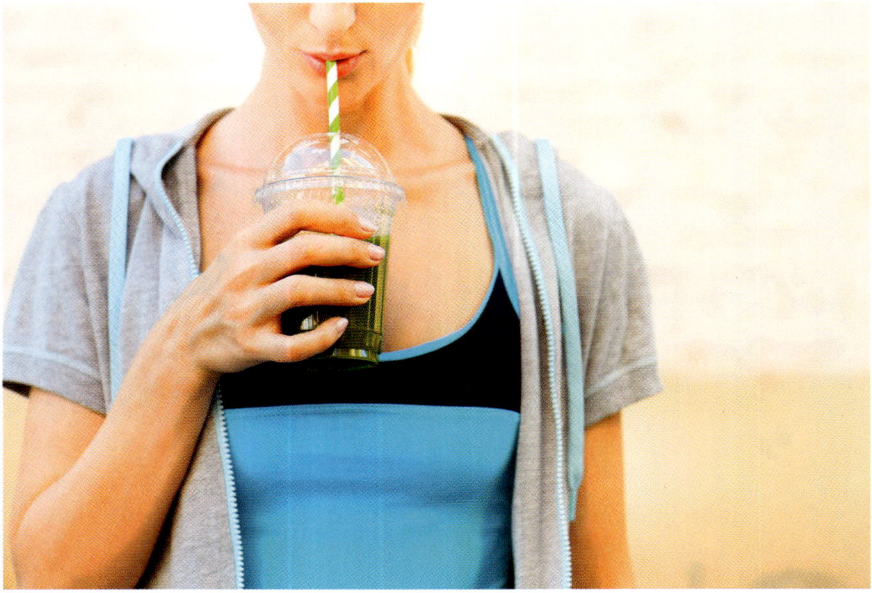

▲ Abb. 1: Grüner Smoothie – ein nährstoffreiches, vegetarisches Getränk

9.1.2 Kritische Nährstoffe

Bei einer abwechslungsreichen, klug gestalteten vegetarischen Ernährungsweise kann in allen Sportarten maximale Leistung erbracht werden. Eine vegetarische Ernährungsweise ist daher auch für Sportler geeignet.

Dennoch kann es sein, dass durch den Verzicht auf tierische Lebensmittel Mangelsituationen bei bestimmten Nährstoffen auftreten.

Bei folgenden Nährstoffen kann es zu einem Mangel kommen:

- **Eiweiß:** Biologisch hochwertiges Eiweiß ist in Ei und Fleisch sowie anderen tierischen Produkten enthalten. Als Baustoff ist Eiweiß verantwortlich für den Aufbau und Erhalt der Körperzellen, v. a. der Muskeln. Daher besteht ein besonderer Eiweißbedarf bei Sportlern. Vegetarier sollten unbedingt Lebensmittel mit einer **hohen Ergänzungswertigkeit** (vgl. S. 34) zu sich nehmen, z. B.: Kartoffeln mit Ei, Milch und Weizen. Beschränkt sich die Ernährung auf reine Getreidemischungen, ist die Eiweißqualität zu niedrig und es kann zu Störungen im Muskelaufbau und bei der Regeneration kommen.
- **Eisen:** Als Bestandteil der roten Blutkörperchen ist Eisen mitverantwortlich für den Sauerstofftransport beim Menschen und somit auch für die Ausdauerleistungsfähigkeit. Energiegewinnung, Regeneration der Knochen, des Knorpels und des Bindegewebes werden bei einem Mangel gehemmt. Frauen sollten aufgrund der Regelblutung ihren Eisenhaushalt stets kontrollieren. Eisen mit einer besonders hohen Bioverfügbarkeit (= hoher Ausnutzungsgrad) ist in tierischen Lebensmitteln enthalten. Um bei einer vegetarischen Ernährungsweise die Bioverfügbarkeit von Eisen zu erhöhen, kann **gleichzeitig Vitamin C** zugeführt werden, z. B. in Form von Orangen, Johannisbeeren oder Sanddornsaft. Hülsenfrüchte wie Linsen und Erbsen sind eisenreiche pflanzliche Lebensmittel.
- **Jod:** Die Schilddrüse benötigt Jod, um das Hormon Thyroxin zu bilden. Thyroxin wird im Energiestoffwechsel und für den Zellaufbau benötigt. Liegt ein Jodmangel vor, sinken Grundumsatz und Leistungsfähigkeit. Die Sportler fühlen sich schlapp und müde. Besonders auffällig wird ein fortgeschrittener Jodmangel durch die Bildung eines Kropfes (Vergrößerung der Schilddrüse). **Jodiertes Speisesalz** ist Pflicht für Menschen, die auf Seefisch und Meeresfrüchte verzichten.

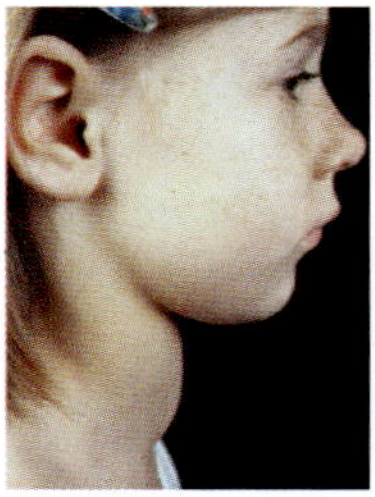

▲ Abb. 2: Kropf

- **Kalzium:** Kalzium ist verantwortlich für starke Knochen, Muskelkontraktion und Nervenimpulsübertragung. Es ist ebenfalls mengenmäßig in tierischen Lebensmitteln (Milchprodukten, z. B. Käse) stärker vertreten. Pflanzliche Kalziumlieferanten sind z. B. Nüsse, Soja-Produkte, grünes Gemüse, aber auch Mineralwässer. Entscheidend für eine gute Kalziumversorgung ist allerdings ein **guter Vitamin-D-Status**.
- **Vitamin D:** Dieses Vitamin unterstützt die Kalziumaufnahme. Bei Vegetariern kommt es vergleichsweise öfter zu einem Mangel. Mit der Nahrung wird nur ein geringer Anteil des Vitamin-D-Bedarfs gedeckt. Vielmehr kann Vitamin D vom Körper mithilfe der UVB-Strahlen aus dem **Sonnenlicht** und einer Vorstufe von Cholesterin gebildet werden. Gerade in der dunklen Jahreszeit sollte die Haut immer mal wieder dem Sonnenlicht ausgesetzt werden. Vegetarier und Veganer können zudem auf mit Vitamin D angereicherte Margarine zurückgreifen.
  Viele Sportmediziner halten Vitamin D für das einzige Vitamin, das bei unseren westlichen Lebensgewohnheiten und unserem Klima bei Sportlern substituiert werden sollte. Eine regelmäßige Überprüfung des Vitamin-D-Status, zumindest bei Leistungssportlern, ist daher ratsam.

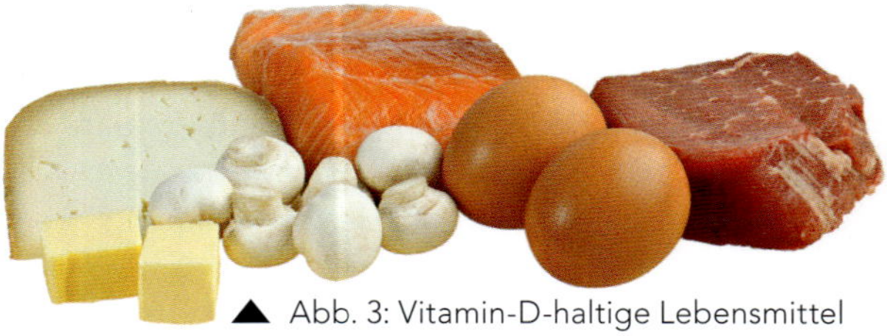

▲ Abb. 3: Vitamin-D-haltige Lebensmittel

- **B-Vitamine:** Diese Vitamine spielen u. a. eine große Rolle im Energiestoffwechsel. Der Bedarf steigt durch den Sport.
  Vitamin B_2 sowie **Vitamin B_3** sind wichtig in der Atmungskette (Phase der aeroben Energiegewinnung) und bei der Verstoffwechslung von Fettsäuren. Der Vegetarier sollte B-Vitamine aus Weizenkeimen und Getreideprodukten aufnehmen.
  Vitamin B_{12} ist wichtig bei der Bildung roter Blutkörperchen, dem Abbau von Fettsäuren und dem Eiweiß- und Nukleinsäureaufbau. Vitamin B_{12} kommt in pflanzlichen Produkten nicht vor. Es wird über einen langen Zeitraum vom Körper gespeichert, trotzdem sollten **Veganer** das Vitamin in jedem Fall, nach Rücksprache mit einem Arzt, durch Nahrungsergänzungsmittel zu sich nehmen.

9.2 Low-Carb-Kostform

9.2.1 Definition, Verteilung der Hauptnährstoffgruppen

„Low-Carb" ist eine Abkürzung aus dem Englischen und steht für „wenig Kohlenhydrate". Low-Carb-Vertreter gab es bereits im 19. Jahrhundert, richtig bekannt wurde die Kostform in den 1970er-Jahren durch den amerikanischen Arzt Dr. Robert Coleman Atkins.

Die Ernährungsempfehlungen der DGE sehen eine energetische Verteilung von mehr als 50 % Kohlenhydrate, ca. 30 % Fett und 10–15 % Eiweiß vor. Bei den Low-Carb-Kostformen ist das Verhältnis der Hauptnährstoffgruppen verändert. Je nachdem, welche Low-Carb-Variante verfolgt wird, beträgt der Kohlenhydratanteil in der Nahrung zwischen 5–30 %. Folglich müssen die anderen beiden Hauptnährstoffe Fett und Eiweiß in ihrem Anteil stark erhöht werden. Teilweise wird die Hälfte der Nahrungsenergie aus Fetten aufgenommen.

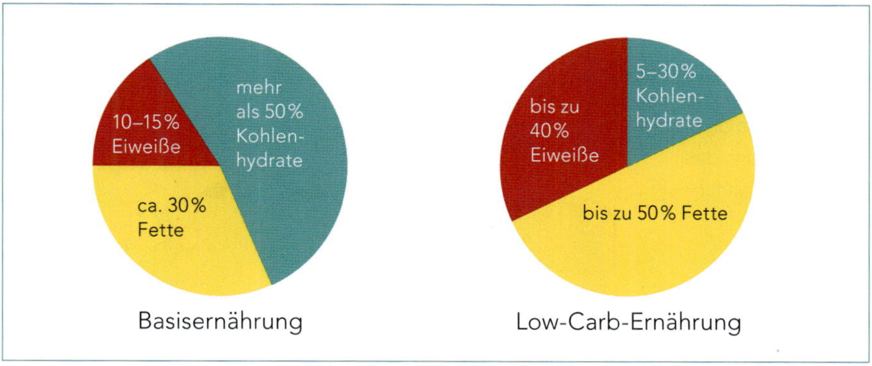

▲ Abb. 4: Vergleich der Hauptnährstoffgruppen zwischen Basisernährung und Low-Carb-Ernährung

Die Vertreter der Low-Carb-Ernährung begründen ihre Theorie häufig anhand des Vergleichs der heutigen Ernährung mit derjenigen zu Zeiten, als der Mensch noch Jäger und Sammler war. Die Genetik des Menschen habe sich nicht verändert, die Ernährung jedoch schon.

In der Steinzeit bestand die Nahrung hauptsächlich aus Fett, Eiweiß und wenigen kurzkettigen Kohlenhydraten, so die Vertreter der Low-Carb-Ernährung. Die heutige Zivilisationskost mit den vielen verarbeiteten Produkten, die reich an Einfach- und Zweifachzuckern, an gesättigten Fettsäuren und Transfetten ist, sei schuld an den Zivilisationskrankheiten wie Übergewicht, Diabetes, Bluthochdruck, Herz-Kreislauf-Erkrankungen.

Low-Carb-Anhänger sind der Meinung, Kohlenhydrate seien nicht essenziell, da diese im Vorgang der Kohlenhydratneubildung (Gluconeogenese) aus den beiden anderen Hauptnährstoffen gebildet werden können. So könne die Leber bis zu 200 g Glucose täglich selbst bilden, wobei der Mensch ca. 160 g pro Tag benötige. Weiterhin begründen sie den Verzicht auf Kohlenhydrate dadurch, dass aus der Nahrung aufgenommene Kohlenhydrate eine Insulinausschüttung bewirken. Insulin bremst den Fettabbau, so die Low-Carb-Vertreter, da der Körper nun Energie aus den Kohlenhydraten der Nahrung gewinnen kann.

Insulin ist ein Hormon, das dafür sorgt, dass der Blutzuckerspiegel sinkt. Es schließt also die Leber-, Muskel- und Fettzellen auf und ermöglicht den Eintritt von Kohlenhydraten (Glucose) in die Zellen. Der Blutzuckerspiegel sinkt.

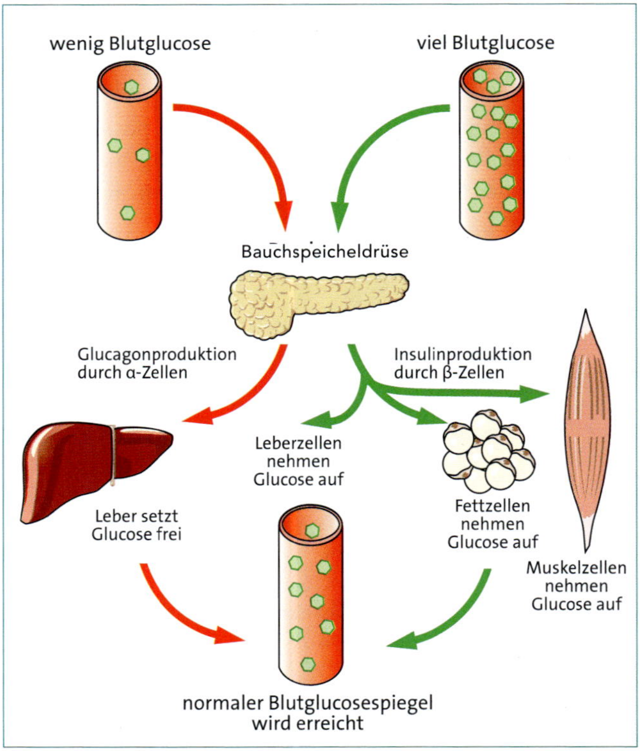

▲ Abb. 5: Insulin und Glucagon in ihrer Wirkung auf den Blutzuckerspiegel

Glucagon ist der Gegenspieler von Insulin. Es wird von der Bauchspeicheldrüse freigesetzt, wenn der Blutzuckerspiegel niedrig ist. Die Leberzellen bauen die Glykogenreserven ab und der Blutzuckerspiegel normalisiert sich. Einfach- und Zweifachzucker bewirken durch ihren schnellen Abbau eine größere Insulinausschüttung als langkettige Kohlenhydrate. Daher sollten vorzugsweise langkettige Kohlenhydrate gegessen werden.

9.2.2 Erhoffte Vorteile der Low-Carb-Kost für Sportler

Wie bei jeder alternativen Kostform erhoffen sich die Sportler auch von der Low-Carb-Ernährung eine Steigerung der Leistungsfähigkeit. Im Einzelnen ermutigen sie dabei folgende Theorien:

- Bei einer verminderten Aufnahme von Kohlenhydraten fehlt dem Körper eine Energiequelle. Folglich passt er sich an und bildet z. B. andere Enzymsysteme für die Energiegewinnung aus. Der Körper greift vermehrt auf den anderen Brennstoff (Fett) aus der Nahrung oder auf die Reserven des Körpers zu.
- Kraftsportler versprechen sich dadurch einen geringeren Körperfettanteil, da Körperfett als Energiequelle herangezogen wird. Dies ist eine gängige Methode in der Definitionsphase (vgl. S. 102).
- Ausdauersportler und Sportler aus Spielsportarten versprechen sich eine verbesserte Grundlagenausdauer, da der Körper lernt, effektiver Energie aus Fetten zu gewinnen. Dabei schont er die Kohlenhydrat-Energiereserven aus den Muskeln und der Leber. Denn das Glykogen ist begrenzt.
  Das gespeicherte Glykogen hält für ca. 90 Minuten bei mäßigintensiver bis intensiver Belastung vor. Bei hohen Intensitäten ist es leistungsbestimmender.
- Ausdauersportler verfolgen häufig das Prinzip „train low, compete high". D. h., sie verzichten bei den niedrigintensiven Trainingseinheiten im Grundlagenbereich auf gefüllte Kohlenhydratspeicher, füllen diese jedoch vor dem Wettkampf und vor wettkampfähnlichen, intensiven Trainingseinheiten wieder auf.

9.2.3 Kritik an der Low-Carb-Kostform

Der Körper ist in der Lage, den Weg der Energiegewinnung von Kohlenhydraten hin zu Fetten anzupassen. Umgekehrt ist dies auch möglich. Das ist ein cleverer Überlebensmechanismus. Jedoch bleibt anzumerken, dass insbesondere unser Gehirn und die roten Blutkörperchen nur Kohlenhydrate in Form von Einfachzuckern verstoffwechseln können, aber keine Fette.

Folglich kann eine Unterversorgung an Kohlenhydraten schnell die psychische und physische Leistungsfähigkeit negativ beeinflussen. Gerade im Breitensport, aber auch im Leistungs- und Hochleistungssport darf der Spaß am Sport nicht fehlen. Der niedrige Blutzuckerspiegel, der bei Low-Carb-Kostformen häufig auftritt, sorgt für Frust, Aggression, Unwohlsein und ist mit Übellaunigkeit verbunden. Nicht selten brechen Sportler die Belastungen ab, da sie sich aufgrund des niedrigen Blutzuckerspiegels schlapp und kraftlos fühlen. Zudem fällt beim gesunden aktiven Menschen aufgrund der sportlichen Betätigung die Insulinausschüttung deutlich geringer aus, da Muskulatur und Gehirn mehr Glucose anfordern und der Blutzuckerspiegel somit niedriger ist.

Steigt im Sport das Intensitätslevel von moderaten Bereichen in intensivere Bereiche oder ist die Belastungsdauer zu lang, dann fehlen dem Körper Brennstoffe. Fette reichen als Energiequelle nicht mehr aus. Der Organismus greift auf Körpereiweiße (aus Muskulatur und Blut) zurück und nutzt diese zur Energiegewinnung. Die Verletzungsanfälligkeit steigt, das Immunsystem wird geschwächt.

Letztlich bleibt anzumerken, dass bei Low-Carb-Ernährungsformen gelegentlich der Spaß an der Ernährung, also der Genussfaktor, fehlen kann. Wenn das Lieblingsgericht nun mal Spaghetti Carbonara, Kartoffelpuffer oder Dampfnudeln ist, dann sind darin unweigerlich Kohlenhydrate enthalten. Im Gegenzug kann auch das Durchbrechen der routinierten Essgewohnheiten zu neuen, interessanten Gerichten führen.

Bevor über absolute Mengenabgaben in der Kohlenhydrataufnahme geurteilt wird, sollte zunächst die **Qualität der Kohlenhydrate** betrachtet werden. Kohlenhydrate sind nicht gleich Kohlenhydrate. Vielfachzucker sind den Einfach-/Zweichfachzuckern vorzuziehen. Sie haben einen niedrigen **glykämischen Index**. Das bedeutet, ihre Auswirkung auf den Blutzuckerspiegel ist geringer. Zudem sollte bei kohlenhydratreichen Lebensmitteln auf einen hohen Ballaststoffanteil geachtet werden.

9.3 Basische Ernährung

9.3.1 Beschreibung der Ernährungsform

Zu der Ernährungsweise, die den Säure-Basen-Haushalt in den Mittelpunkt stellt, zählen viele bekannte Vertreter (z. B. Waerland, Hay, Berg). Sie gehen davon aus, dass die alltägliche Kost zur Übersäuerung von Blut, Bindegewebe und Urin führt. Diese Übersäuerung wirkt sich wiederum gesundheitsschädigend auf den Menschen aus.

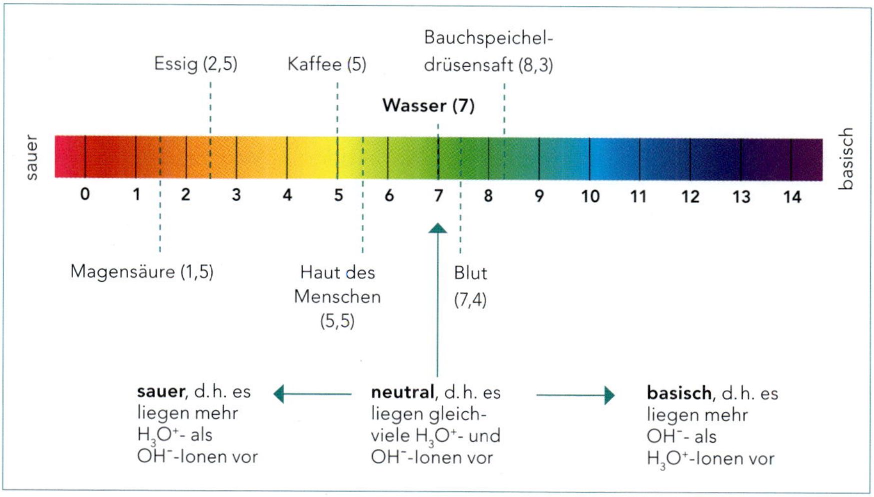

▲ Abb. 6: pH-Wert-Skala

Der Säure-Basen-Haushalt ist ein **physiologischer Regelkreis**, der den pH-Wert des Bluts relativ konstant hält. Der pH-Wert liegt beim Menschen idealerweise zwischen 7,35 und 7,45. Unterschreitet der Wert 7,35, spricht man von einer **Azidose**, liegt er über 7,45 von einer **Alkalose**.

Der menschliche Körper muss die Nahrung aufnehmen und verarbeiten, um diese richtig zu nutzen. In den Körperzellen entstehen bei der Verstoffwechslung von, z. B. Eiweißen, Säuren (H^+) und Basen (OH^-), die den pH-Wert des Bluts in den sauren oder basischen Bereich lenken. Gelegentlich wird der pH-Wert des Urins zur Bewertung einer Übersäuerung herangezogen. Dieser ist jedoch nicht so aussagekräftig wie der des Bluts, da im Urin nur freie Säuren vorliegen und die an Puffersysteme gebundenen Säuren werden nicht erfasst. Auch wird immer wieder behauptet, dass Säuren und Basen in Bindegewebe eingelagert werden, dies ist jedoch umstritten und bei Weitem nicht so aussagekräftig wie der pH-Wert des Bluts. Zudem ist ein gesunder Organismus in der Lage, Säureüberschüsse abzupuffern, indem z. B. über die Nieren freie H^+- und H_3O^+-Ionen ausgeschieden werden.

Säuren und Basen werden von allen Körperzellen gebildet und v. a. über die Nieren mit dem Urin, aber auch über die Atmung, den Schweiß und den Stuhl ausgeschieden. Der Blutkreislauf verbindet Körperzellen (Ort der Bildung) mit den Nieren (Ort der Ausscheidung). Bereits kleinste Schwankungen des Blut-pH-Werts führen zu Stoffwechselstörungen, z. B. kann die Energiegewinnung nicht mehr aufrechtgehalten werden, da die dafür notwendigen Enzyme durch den veränderten pH-Wert deaktiviert werden. Gerät der pH-Wert aus dem Bereich von 6,8–7,7, kann dies sogar zum Tod führen. Um dies zu verhindern, verfügt der Körper über **natürliche Puffersysteme**.

9.3.2 Wahl der Lebensmittel

Als stark säurebildende Lebensmittel werden die tierischen Eiweiße angesehen. Die darin vorkommenden schwefelhaltigen Aminosäuren (Methionin, Cystein sowie Cystin) und positiv geladenen Aminosäuren (Glutamat und Aspartat) bilden in den Körperzellen sauer wirkende Protonen (H^+).

Entsprechend der Übersicht der Säure- und Basenbildner (vgl. S. 139) empfehlen Vertreter der basischen Ernährung viele pflanzliche Produkte (Obst und Gemüse), weniger die tierischen Eiweißquellen (Fleisch und Fleischprodukte). Das Verhältnis 80/20 von basisch wirkenden zu säurebildenden Lebensmitteln wird angepriesen.

Lebensmittelgruppen und ihr Einfluss auf den pH-Wert (nach Worlitscheck und Vormann)				
Lebensmittel-gruppe	**Stark basenbildend**	**Schwach basenbildend**	**Schwach säurebildend**	**Stark säurebildend**
Gemüse	Blattsalate, Karotten, Kartoffeln, Spinat	Kohl, Pilze, Sauerkraut, Zwiebeln	Artischocken, Spargel	Rosenkohl
Getreide-erzeugnisse			Cornflakes, Vollkorn-erzeugnisse, Zwieback	Teigwaren, Weißmehl-erzeugnisse
Hülsenfrüchte	Bohnen	Frische Bohnen, grüne Erbsen	Erbsen	Linsen, Pferdebohnen
Obst, Nüsse	Mandarinen, Oliven, Rosinen, Trockenobst	Äpfel, Beeren, Birnen, Sauerkirschen	Haselnüsse, Mandeln, Walnüsse	Erd-, Paranüsse
Milch-erzeugnisse		Joghurt, Milch, Molke, Sahne	Camembert, Limburger, Quark	Cheddar, Emmentaler, Gouda, Parmesan, Schmelzkäse
Fleisch			Gans, Innereien, Schaf	Geflügel, Rind, Schwein, Wild
Fisch			Forelle, Kabeljau, Lachs	Hecht, Schellfisch, Zander,
Diverses	Dill, Melasse	Eidotter, Knoblauch, Schnittlauch	Eier, Süßwaren	Alkohol, Kaffee

9.3.3 Erhoffte Vorteile der basischen Ernährung für den Sportler

Sportler erhoffen sich von einer basischen Ernährung eine gesteigerte physische und psychische Leistungsfähigkeit, weniger Müdigkeit und mehr Motivation.

Beispiele:

- Das in den Knochen gebundene Kalzium wird durch Säuren aus den Knochen gelöst. Kalzium (aber auch Kalium, Magnesium, Eisen) ist als Basenbildner ein natürlicher Puffer von Säuren. Einem Verlust an Knochenmasse soll so vorgebeugt werden.
- Auch erhoffen sich Sportler, dass durch eine basische Ernährung die im Energiestoffwechsel anfallende Milchsäure besser abgepuffert wird und länger intensive Leistungen erbracht werden können.
- Dem Übertraining mit all seinen Folgen versuchen Sportler mit einer basischen Ernährung entgegenzuwirken.
- Die Gelenke sollen so von Arthrose und Gicht verschont bleiben.

9.3.4 Kritische Betrachtung der basischen Ernährungsform

Den erhofften Mehrwert einer basischen Ernährung entkräftet die DGE. Sie sieht in der basischen Ernährung keine gesundheitlichen Vorteile, da der gesunde Mensch nicht zur Übersäuerung neigt. Es gibt ausreichend **Puffersysteme**, die ernährungsbedingte Veränderungen des Blut-pH-Werts abfangen können. Lediglich bei Stoffwechselerkrankungen (z. B. Diabetes) kann es zur Übersäuerung kommen.

> Ziel der Sportler sollte die Basisernährung (vgl. S. 12) sein.
> Die Basisernährung ist ausgewogen hinsichtlich der Säureaufnahme, da sie viel Obst und Gemüse und wenig tierisches Eiweiß enthält sowie einen moderaten Kaffee- und Alkoholkonsum duldet.

Das bedeutendste Puffersystem ist der **Kohlensäure-Bicarbonat-Puffer** (vgl. Abb. 7). Er ist in der Lage, mit dem Bicarbonat (HCO_3^-) die sauren Protonen (H^+) und mit der Kohlensäure (H_2CO_3) die basischen Hydroxyl-Ionen (OH^-) zu neutralisieren. Wenn diese Neutralisierung stattgefunden hat, werden die neutralen Verbindungen über die Atmung und über die Nieren ausgeschieden.

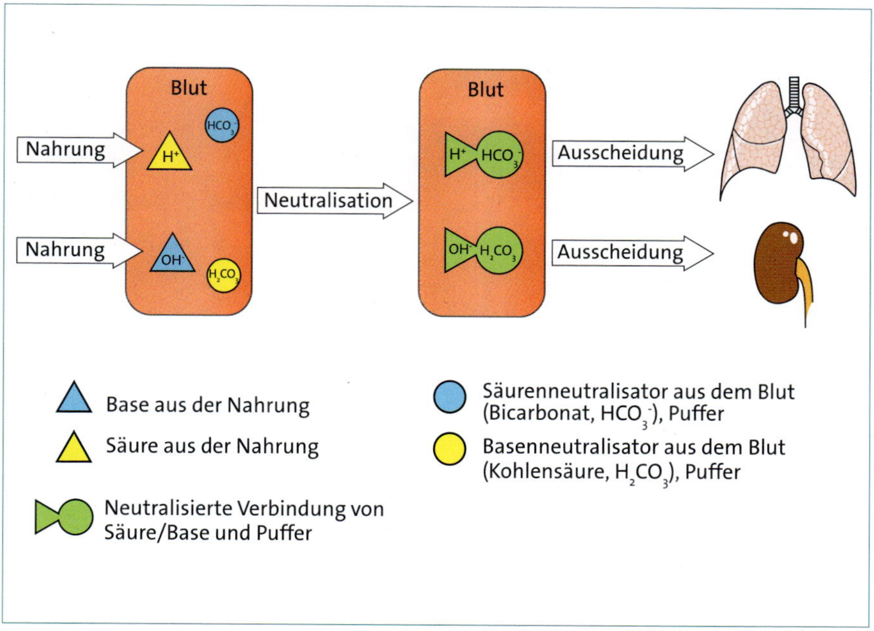

▲ Abb. 7: Neutralisationsvorgang durch den Kohlensäure-Bicarbonat-Puffer

Weitere Puffersysteme sind:
- der rote Blutfarbstoff (Hämoglobin)
- Phosphat-Puffer
- Proteinat-Puffer

Was meinst du? Vergleiche die Ernährungsempfehlungen der DGE (vgl. S. 13) mit den Ernährungsempfehlungen der basischen Ernährung. Welche Unterschiede gibt es?

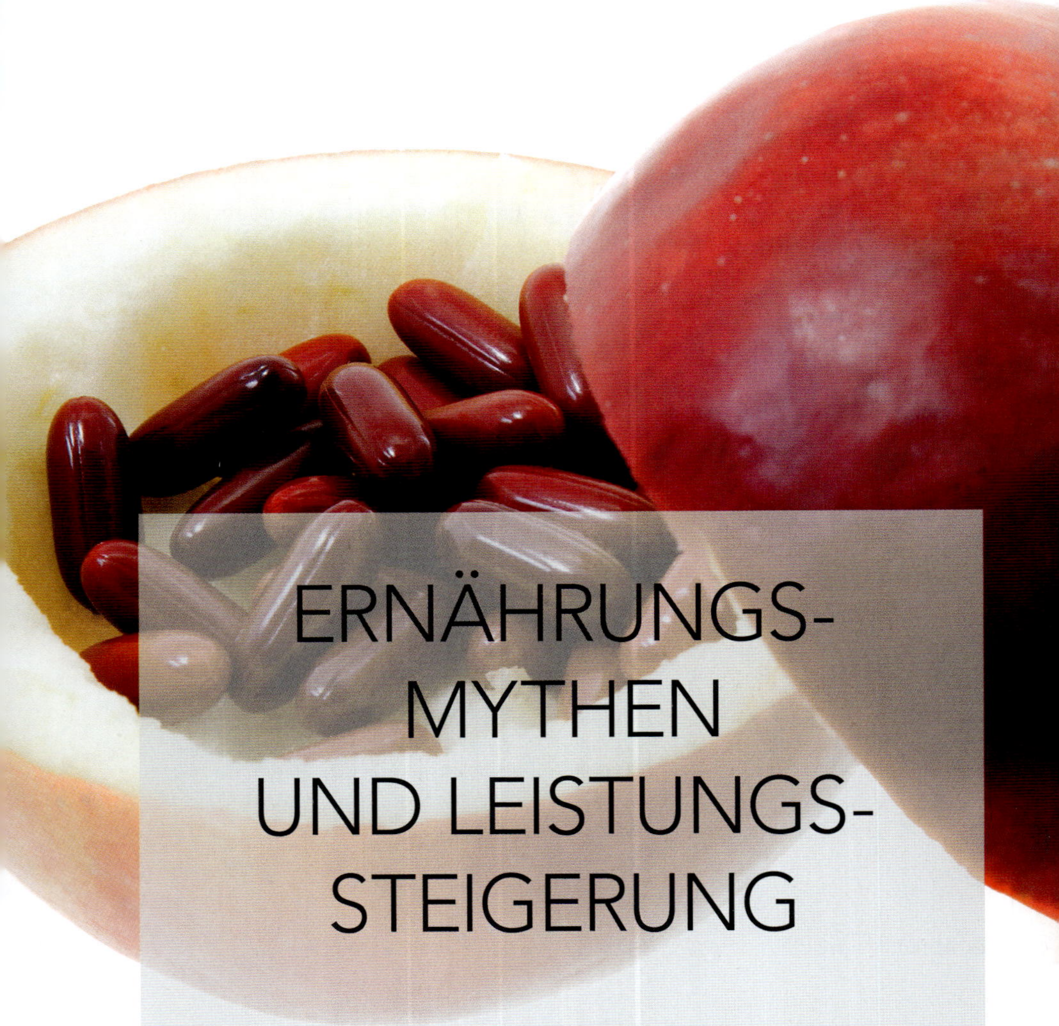

ERNÄHRUNGS-MYTHEN UND LEISTUNGS-STEIGERUNG

10

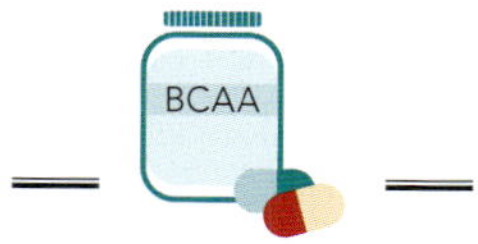

Was dich in diesem Kapitel erwartet

Das letzte Kapitel beschäftigt sich mit der legalen und illegalen Leistungssteigerung. Dabei wird zunächst eine Unterscheidung von Doping, Nahrungsergänzungsmitteln und natürlichen, ergogen wirkenden Lebensmittel vorgenommen.

Eine Auswahl an natürlichen Lebensmitteln und an Nahrungsergänzungsmitteln zur Leistungssteigerung werden dir hier vorgestellt. Substanzen zur Leistungssteigerung können negative Folgen für die Gesundheit haben. Daher ist ein kritischer Umgang mit diesen Produkten unbedingt notwendig.

Abschließend wirst du lesen, wie du Ernährungsmythen von wissenschaftlichen Empfehlungen unterscheiden kannst.

10.1 Doping, Nahrungsergänzungsmittel und natürliche, ergogene Lebensmittel

Gesundheit, Belastbarkeit und Leistungsfähigkeit gelten seit jeher als Motive für sportliche Aktivitäten. Das regelmäßige physische und psychische Training bildet die Grundlage für Leistungszuwächse. Die hohe Leistungsdichte im Spitzensport führt jedoch dazu, dass viele Sportler oder deren Trainer/Betreuer nach weiteren Möglichkeiten der Leistungssteigerung suchen. Mit ergogenen Hilfen wird häufig versucht, die Leistung zu steigern. Der Begriff „ergogen" stammt aus dem Griechischen und heißt soviel wie **Arbeitskraft erzeugend**.

Definition Melvin Williams definiert unter ergogenen Leistungsförderern Methoden, Therapien und Substanzen, die bestimmte Parameter (z. B. physiologischer, biochemischer und/oder psychologischer Natur) über das durch Talent und Training erreichbare Leistungsniveau hinaus steigern.

Einerseits können natürliche Lebensmittel wie Kirschsaft oder Chiasamen als ergogene Substanzen bezeichnet werden. Andererseits werden auch Nähr- oder Wirkstoffe wie Koffein, Kreatin und Carnitin der Gruppe der ergogenen Substanzen zugeordnet. Diese werden häufig als Nahrungsergänzungsmittel (NEM) in Form von Tabletten, Kapseln, Brausepulver oder Pillen angeboten.

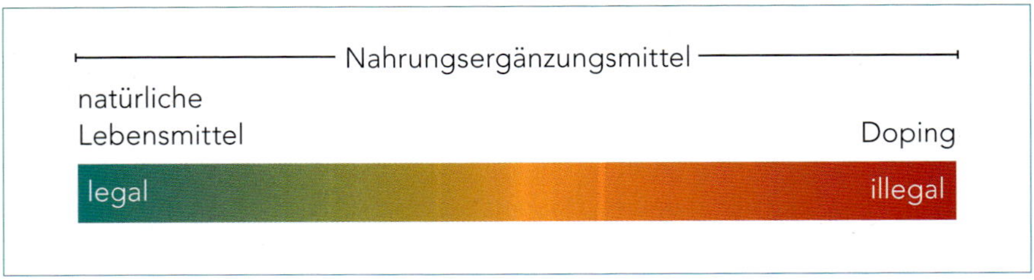

▲ Abb. 1: Einordnung von NEM im Vergleich zu natürlichen Lebensmitteln und Doping

In jedem Fall sind ergogene Substanzen mit Vorsicht zu genießen. Zum einen sind die Grenzen zwischen illegalem Doping und legalen, leistungssteigernden Substanzen fließend, zum anderen können legale Produkte mit Dopingmitteln verunreinigt und somit gesundheitsschädigend sein. Auch darf nicht außer Acht gelassen werden, dass Werbeversprechen der Hersteller von NEM nicht immer auf wissenschaftlichen Erkenntnissen fußen und meistens von einem **finanziellen Interesse** geprägt sind.

Doping ist vom Internationalen Olympischen Komitee wie folgt definiert:

Definition Doping ist definiert als
1. der Gebrauch eines Hilfsmittels (Substanz oder Methode), das potenziell gesundheitsgefährdend ist und die sportliche Leistung des Athleten verbessert, sowie als
2. die Anwesenheit einer Substanz im Körper eines Athleten, die auf der Liste, die dem gegenwärtigen Medical Code beigefügt ist, aufgeführt ist, oder der Gebrauch einer Methode, die auf dieser Liste aufgeführt ist.

Nicht nur im Leistungs- und Hochleistungssport besteht in vielen Sportarten eine Dopingproblematik. Auch im Breitensport ist das Doping angekommen. Zahlreiche Fitnessstudiobesucher und Ausdauersportler nehmen verbotene Substanzen ein. Die **Welt-Anti-Doping-Agentur** (WADA) gibt jährlich eine Verbotsliste mit allen Dopingmitteln heraus. Wer sicher gehen möchte, dass sein Nahrungsergänzungsmittel dopingfrei ist, der sollte dies mit der **Kölner Liste** (http://www.koelnerliste.com) abgleichen. In dieser Datenbank werden nur „saubere" Produkte gelistet.

Was denkst du?
Welche Motive bewegen Sportler zum Doping?
Worin genau siehst du den Betrug beim Dopen?
Warum solltest du dich für den „sauberen" Weg zum Erreichen deiner sportlichen Ziele entscheiden?

10.2 Mögliche negative Folgen von Doping

Die ergogenen Effekte der natürlichen Lebensmittel dürfen nicht überschätzt werden. Das Maß an Leistungssteigerung, das aus dem Konsum dieser Lebensmittel entsteht, ist bei Weitem nicht so groß wie das von Dopingmitteln. Dopingmittel sind nämlich häufig Medikamente, die zur Heilung schwerer Krankheiten entwickelt wurden.

Ausdauersportler missbrauchen häufig das zur Bekämpfung von Blutarmut gedachte Hormon **Erythropoetin** (EPO).
Durch Nierenversagen kann es zu Blutarmut kommen, rote Blutkörperchen werden vom Körper nicht mehr selbst hergestellt, EPO muss eingenommen werden. Ausdauersportlern hingegen fehlen keine roten Blutkörperchen. Durch die Einnahme von EPO produzieren Ausdauersportler mehr rote Blutkörperchen (vgl. Abb. 2). Dies führt dazu, dass mehr Sauerstoff im Blut zu den Muskeln transportiert werden kann. Der gedopte Sportler erlangt eine gesteigerte Ausdauerleistungsfähigkeit.

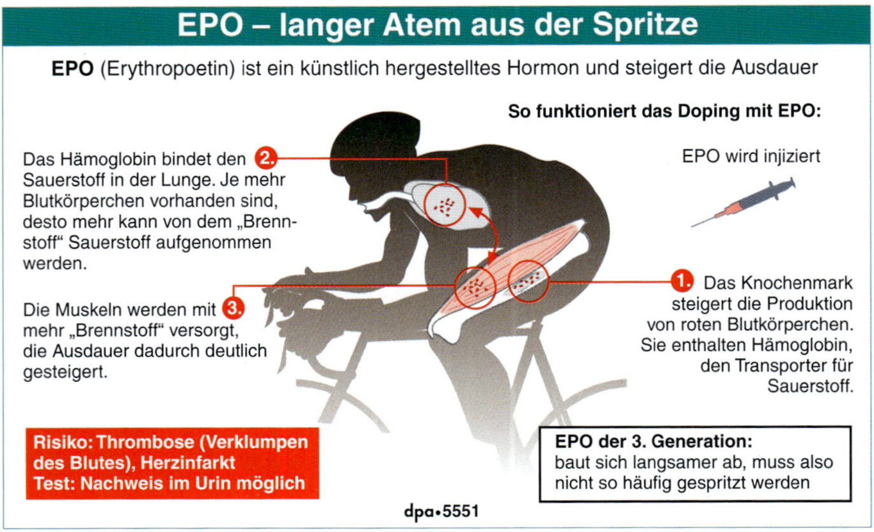

▲ Abb. 2: Wirkung von EPO

Während die Einnahme von natürlichen Lebensmitteln zumeist keine negativen Folgen mit sich bringt, sind die **Nebenwirkungen** bei Dopingmitteln bedeutend schwerwiegender und es kann zu irreparablen Gesundheitsschäden kommen:

- **Testosteron:** Das männliche Geschlechtshormon ist ein Wachstumshormon und mitverantwortlich für den Muskelaufbau. Es ist ein anaboles Steroidhormon. Testosteronkuren werden häufig im Kraftsport angewandt.
  Negative Folgen sind Schrumpfhoden, gestörte Spermienbildung, Entwicklung einer weiblichen Brust beim Mann („man boobs"), Akne, Haarausfall, Aggressionen, sexuelle Unlust, Leberschäden, Bluthochdruck, erhöhtes Herzinfarktrisiko.

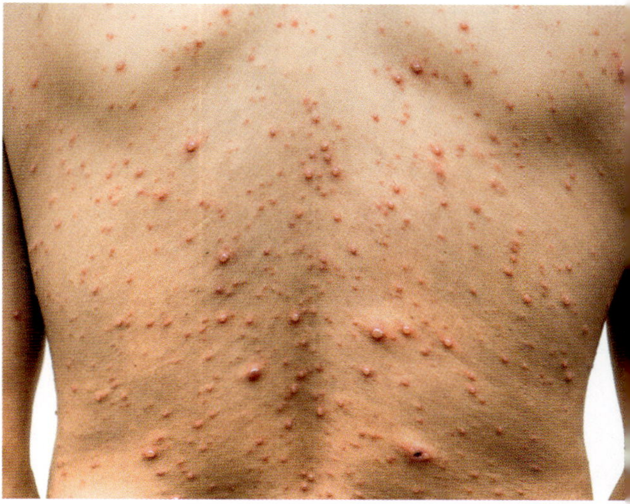

▲ Abb. 3: Akne, entstanden durch Testosteronmissbrauch

- **EPO:** EPO führt zu Blutverdickung und verlangsamt so den Blutfluss. Die Gefahr von Blutgerinnsel, Herzinfarkten, Schlaganfällen und Entstehung von Krebs steigt. Es kann zu Nierenversagen kommen.
- **Diuretika:** Dies sind harntreibende Mittel. Sie können Muskelkrämpfe, Kreislaufstörungen oder sogar Zusammenbrüche verursachen. Weiterhin kann es zu Magen-/Darmstörungen kommen. Weitere Folgen sind ein unkontrollierter Blutdruckabfall und Herzrhythmusstörungen durch vermehrte Ausscheidung von Elektrolyten.
- **Narkotika:** Das sind verbotene opioidartige Schmerzmittel, die das Schmerzempfinden und die Muskelspannung mindern. Negative Folgen sind Stimmungsschwankungen, Schwindel, Kopfschmerzen, Kreislaufstörungen, Atemlähmung und Koma.

Medikamente wurden entwickelt, um Krankheiten zu heilen oder das Ausmaß des Leidens zu mindern, nicht um sportliche Leistungen zu steigern.

10.3 Nahrungsergänzungsmittel

10.3.1 Koffein

Koffein kann sowohl die psychische als auch die physische Leistungsfähigkeit steigern.

Wirkung von Koffein	
Psychisch	**Physisch**
• geminderte Schmerzempfindlichkeit • gesteigerte Aufmerksamkeit • verbesserte Psychomotorik • verbesserte Gedächtnisleistung	• hormonelle Veränderung • neuromuskuläre Veränderungen (Zusammenspiel von Muskeln und Nerven) • veränderter Stoffwechsel von Substraten (Ausgangsstoff)

Woraus die leistungssteigernde Wirkung resultiert, ist nicht eindeutig bekannt, da auch andere Stoffe (z. B. Adrenalin) koffeinähnliche Wirkungen haben. Die Blockade der **Adenosinrezeptoren** (Rezeptoren im Gehirn) wird als bekannteste Ursache angesehen. Aber auch die Freisetzung von Fettsäuren aus Triglyceriden für den Fettstoffwechsel sowie die Ca+-Ausschüttung für die Muskelkontraktion spielen eine Rolle. Fest steht auch, dass Koffein bei der aeroben Energiebereitstellung (z. B. langsames Joggen) Glykogen einsparen kann, das dann wiederum bei höherer Intensität zur Verfügung steht.

Dosis

Bereits geringe bis mittlere Dosen (2–6 mg/kg KG) Koffein können deutliche Leistungssteigerungen bei Ausdauerleistungen (v. a. LZA) hervorrufen. Höhere Dosen bewirken nicht zwingend mehr, sind jedoch häufig mit unerwünschten Nebenwirkungen verbunden. Dieser Effekt tritt jedoch nur bei ca. jedem zweiten Sportler auf.

Einnahmezeitpunkt

Das Koffein wird ca. eine Stunde, teilweise auch in noch größerem Abstand, vor der sportlichen Belastung eingenommen. Koffein hat dabei eine Halbwertzeit von 3–7 Stunden.

Auf einen guten Wässerungsstatus ist unbedingt zu achten (vgl. S. 74, Urinfarbe).

Nebenwirkungen

Beim Koffeinkonsum von mehr als 6 mg/kg KG können unerwünschte Nebenwirkungen auftreten:

- motorische Störungen (Zittern, Tremor, Unruhe)
- Störungen im Verdauungstrakt (Sodbrennen, Übelkeit, Erbrechen)
- Störungen des Herz-Kreislauf-Systems (Tachykardie, Arrhythmie)
- Stimmungsstörungen (Dysphorie, Ängstlichkeit, Lethargie, Reizbarkeit, Nervosität)
- sensorische Störungen (Konzentrationsstörungen, Tinnitus)
- Schlafstörungen
- Kopfschmerzen

Gewöhnungseffekt

Eine konstant gleiche Einnahme von Koffein hat nach einiger Zeit eine verminderte Wirkung. Grund dafür ist eine Zunahme der Adenosinrezeptoren.
Eine weitere Folge des Gewöhnungseffekts ist eine verkürzte Wirkungszeit von Koffein. Es ist also mehr Koffein notwendig, um die gleiche Wirkung zu erzeugen.

Abhängigkeit

In der von der WHO geführten ICD (Internationale statistische Klassifikation der Krankheiten und verwandter Gesundheitsprobleme) wird Koffein als Ursache für eine mögliche Abhängigkeit (Koffeinismus) aufgeführt. Die Abhängigkeit wird durch die Tatsache bestätigt, dass Entzugserscheinungen schon bei geringer Koffeingabe gemildert werden.

Wirkung von Koffein auf Muskelfasertypen

Die Empfindlichkeit (Sensitivität) der Muskelfasern gegenüber Koffein ist bei langsam zuckenden Fasern größer als bei schnell zuckenden Fasern. Daher spielt die Koffeinsupplementierung im Ausdauersport eine bedeutendere Rolle als in Sportarten, bei denen Schnelligkeit und Schnellkraft leistungsbestimmend sind. Kraftsportler können jedoch auch vom Einfluss auf die Psyche (gesteigerte Motivation, weniger Müdigkeit) durch Koffein profitieren.

10.3.2 Carnitin

Aufbau und Vorkommen

Carnitin ist eine chemische Verbindung, die im menschlichen Körper auf natürliche Weise vorkommt. Carnitin wird aus der Aminosäure Lysin gebildet. Ca. 95% des Carnitins liegen im Zellinneren vor. Die Hauptaufgabe von Carnitin besteht darin, **aktivierte Fettsäuren** aus dem Zellplasma in das Mitochondrium zu transportieren.

Vor allem in **tierischen Lebensmitteln** findet sich Carnitin wieder. So liefert Rindfleisch beispielsweise 80 mg Carnitin pro 100 g Fleisch. Aber auch andere Fleischprodukte, Fisch und Milchprodukte sind Carnitinquellen. Obst und Gemüse liefern kaum Carnitin.

Bedarf

16 mg benötigt der menschliche Körper täglich an Carnitin. Da der Körper Carnitin selbstständig herstellt, ist Carnitin nicht essenziell.

Erhoffte Wirkung bei Sportlern

Carnitin wird häufig als Fatburner angepriesen. So sollen überflüssiges Fettgewebe abgebaut werden und die Muskeln deutlicher zum Vorschein kommen. Ausdauersportler erhoffen sich einen verbesserten Fettstoffwechsel. In der Regel werden 1–2 g pro Tag in Form von Kapseln oder Pulver über einen Zeitraum von höchstens vier Wochen eingenommen.

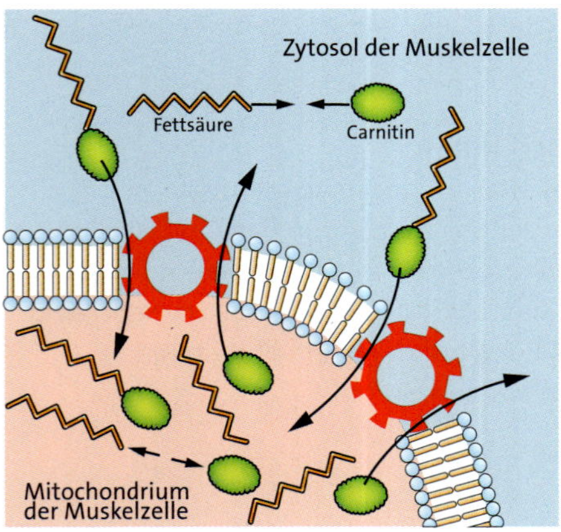

▲ Abb. 4: Vereinfachte Darstellung des Wirkmechanismuses von Carnitin

Wirkmechanismus

Carnitin spielt bei der Verbrennung von Fettsäuren eine bedeutende Rolle. Im Zellplasma heften sich die aktivierten Fettsäuren an Carnitin und werden dann durch eine Schleuse in das Kraftwerk der Zelle, das **Mitochondrium**, transportiert. In der β-Oxidation können die aktivierten Fettsäuren zur Energiegewinnung genutzt werden. Carnitin wird ohne Fettsäure aus dem Mitochondrium durch die gleiche Schleuse ins Zellplasma geschleust und steht wieder zur Verfügung.

Fazit

Zwar spielt Carnitin eine wichtige Rolle bei der Fettverbrennung, jedoch ist es nicht der limitierende Faktor. Die entscheidende Größe in der Verstoffwechslung der langkettigen Fettsäuren ist die **Anzahl der Schleusen**, die den Carnitin-Fettsäure-Komplex in das Mitochondrium transportiert. Dieser Vorgang kann durch eine Supplementierung und Vermehrung von Carnitin nicht beschleunigt werden. Ausdauertraining, also eine Verbesserung des aeroben Enzymsystems, ist bedeutend wirkungsvoller.

10.3.3 Kreatin

Beschreibung und Wirkmechanismus

Kreatin ist ein Teil der schnell verfügbaren Energiequelle **Kreatinphosphat** (KrP) und spielt in der Energiegewinnung ohne Sauerstoff und ohne Bildung von Milchsäure, dem **anaeroben alaktaziden Stoffwechsel**, eine bedeutende Rolle.

Kreatinphosphat ist in der Lage, ATP aufzubauen (vgl. Abb. 5). Bei der Energiegewinnung entsteht durch die Abspaltung eines Phosphatteilchens von ATP energieärmeres ADP. Mithilfe von Kreatinphosphat wird aus ADP wieder ATP hergestellt. Diese Art der Energiegewinnung kann nur über eine sehr kurze Dauer (wenige Sekunden) aufrechtgehalten werden.

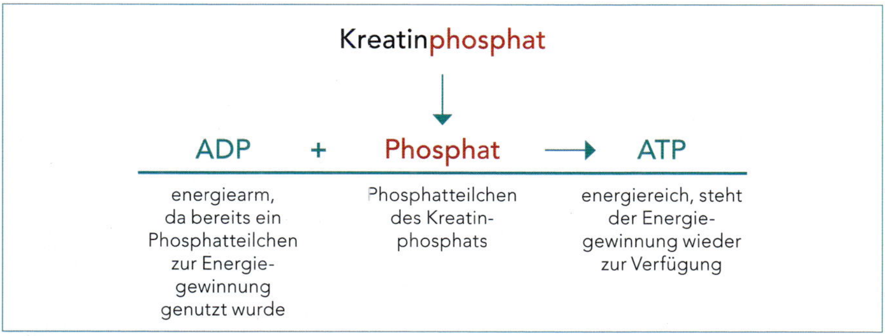

▲ Abb. 5: Wiederherstellung von ATP mithilfe von Kreatinphosphat

Kreatinphosphat wird zu 95 % in der Muskulatur gespeichert und kann in der Leber aus den drei Aminosäuren Arginin, Glycin und Methionin gebildet werden.

Wirkung bei Sportlern

Besonders effektiv ist eine Kreatinsupplementierung bei Sportlern, die Schnellkraft- und Kraftsportarten ausüben. Ihre Belastungsdauer ist meist sehr kurz (bis zu 30 Sekunden), dafür besonders intensiv. Das Vorhandensein von Kreatin durch die körpereigene Produktion (~1 g/Tag) und zusätzlich über die Nahrungsaufnahme führt dazu, dass mehr Kreatin im Muskel verfügbar ist, sodass die **Wiederherstellung** (Resynthese) von ATP verbessert wird. Folglich kann die Leistung länger aufrechterhalten werden.

Auch im Bereich des Bodybuildings kann die Einnahme von Kreatin zu bestimmten Phasen sinnvoll sein. Der Muskel lagert Wasser ein und lässt das Muskelvolumen ansteigen. Der Muskel sieht praller aus.

Nicht effektiv, sogar teils nachteilig, wirkt Kreatin im Ausdauerbereich und bei Sportarten, die länger als 2–3 Minuten Belastungsdauer haben. Hier wirkt das Wasser bindende Vermögen von Kreatin leistungsmindernd.

Verschiedene Supplementierungsarten von Kreatin

	Variante 1	Variante 2	Variante 3
Ladephase	5 Tage: 20 g/Tag	30 Tage: 3 g/Tag	> 30 Tage: 0,3 g/kg KG
Erhaltungsphase	1–2 g/Tag		5–6 Tage: 0,03 g/kg KG

Variante 1 ist dabei als kritisch einzustufen, da der Grenzwert von maximal 3 g/Tag (Empfehlung der European Commission for Health and Consumer Protection) überschritten wird.
Dies ist bei Variante 2 und 3 bei Normalgewichtigen nicht der Fall.

Weiterhin empfiehlt es sich, die Einnahme von Kreatin mit einem Arzt zu besprechen, da die Werte von Leber, Kreatinin und Harnstoff kontrolliert werden sollten.

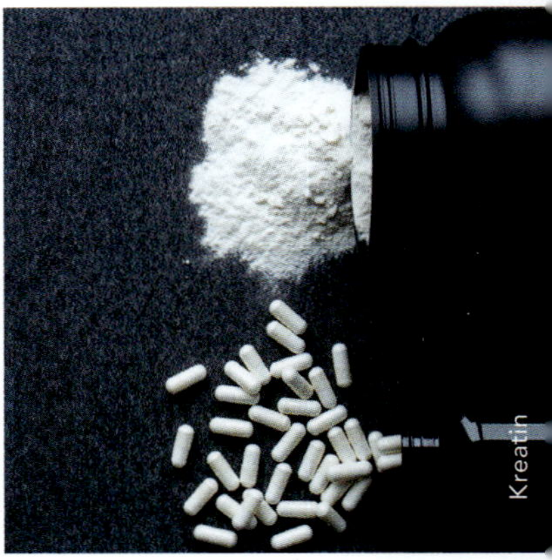

Kreatin

10.3.4 Verzweigtkettige Aminosäuren (BCAA – **B**ranched-**c**hain **A**mino **A**cids)

Nahrungsergänzungsmittel mit verzweigtkettigen Aminosäuren sind in den letzten Jahren im Sport zu sehr beliebten Produkten geworden.

Aufbau und Vorkommen

Die Aminosäuren **Valin**, **Leucin** und **Isoleucin** bilden die Gruppe der verzweigtkettigen Aminosäuren. Ihnen gemeinsam ist, dass sie hydrophobe (wasserabweisende) verzweigte Seitenketten haben. Diese Aminosäuren sind essenziell. Ihr Abbau erfolgt, im Gegensatz zu den anderen Aminosäuren, überwiegend **direkt im Zielgewebe**, sie werden nicht in der Leber um- oder abgebaut.

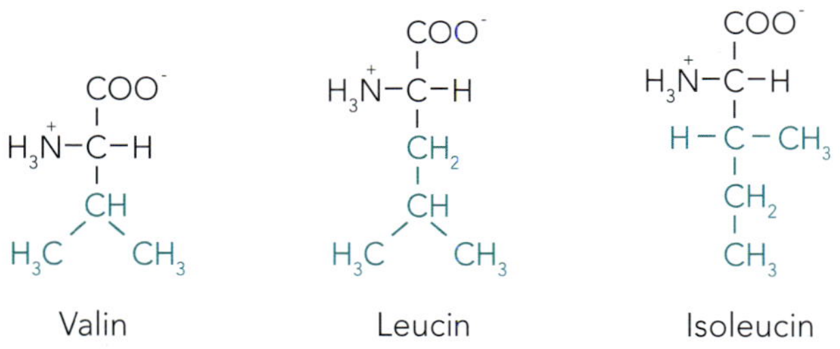

In natürlichen Lebensmitteln kommen sie vermehrt in Fleisch, Fisch, Vollmilch und Hülsenfrüchten immer in Verbindung mit weiteren Aminosäuren vor. Insbesondere **Molkenprotein**, Bestandteil der Vollmilch, enthält diese Aminosäuren in großen Mengen.
BCAA werden auch **isoliert** als Nahrungsergänzungsmittel im Handel angeboten. Sie können einzeln oder als BCAA-Verbund in Form von Riegeln, Tabletten, Drinks oder Shakes aufgenommen werden.

Erhoffte Wirkung bei Sportlern

Unsere Skelettmuskulatur besteht zu etwas mehr als ein Drittel aus diesen drei essenziellen Aminosäuren. Bei Trainings- und Wettkampfbelastungen werden die verzweigtkettigen Aminosäuren als Bausteine unserer Muskeleiweiße beansprucht.

Die Zufuhr von BCAAs soll bei Langzeitausdauerbelastungen die Tryptophanabgabe im Gehirn reduzieren und so zu geringeren Ermüdungserscheinungen führen.

Weiterhin soll auch der unerwünschte Eiweißabbau der Skelettmuskulatur durch Trainings- oder Wettkampfbelastungen reduziert werden. Leucin soll durch die Stimulation des mTor-Enzyms die Neubildung von Körpereiweiß anregen (Signalkaskade). Sowohl Kraftsportler als auch Ausdauersportler supplementieren daher BCAAs. Die Aufnahmezeitpunkte können dabei vor, während und nach der Belastung liegen.
Es ist allerdings fraglich, ob die alleinige Aufnahme der verzweigtkettigen Aminosäuren sinnvoll oder doch die Aufnahme aller essenziellen Aminosäuren effektiver ist (vgl. Liebig´sches Fass S. 35). Dies wird derzeit noch erforscht.

Dosierung

Das Bundesinstitut für Risikobewertung hat folgende **Orientierungswerte für Erwachsene** veröffentlicht. Sie gelten für die isolierte Zufuhr der verzweigtkettigen Aminosäuren (einzeln oder im Verbund), die zusätzlich zur Nahrung aufgenommen werden können.

Valin	2,0 Gramm pro Tag
Leucin	4,0 Gramm pro Tag
Isoleucin	2,2 Gramm pro Tag
BCAA (gesamt)	8,0 Gramm pro Tag

Bei lang anhaltender, übermäßiger Aufnahme, die insbesondere durch Proteinpulver schnell erreicht werden kann, können Nierenprobleme entstehen.

10.4 Natürliche Lebensmittel – Superfoods

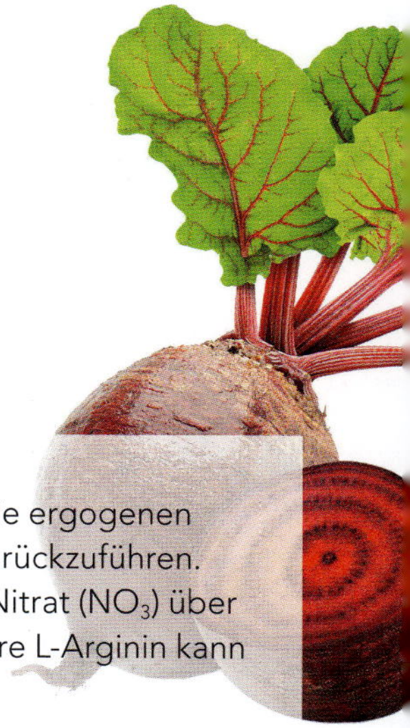

Sogenannten Superfoods werden besondere gesundheitsfördernde Eigenschaften zugeschrieben. Es sind natürliche Lebensmittel mit einem hohen Gehalt an Vitaminen, sekundären Pflanzenstoffen oder Enzymen.

10.4.1 Rote Bete

Rote-Bete-Saft soll die sportliche Leistungsfähigkeit steigern. Die ergogenen Effekte sind dabei auf den Wirkstoff **Stickstoffmonoxid** (NO) zurückzuführen. Stickstoffmonoxid wird aus dem in Rote-Bete-Saft enthaltenen Nitrat (NO_3) über die Zwischenstufe Nitrit (NO_2) gebildet. Auch aus der Aminosäure L-Arginin kann Stickstoffmonoxid gebildet werden.

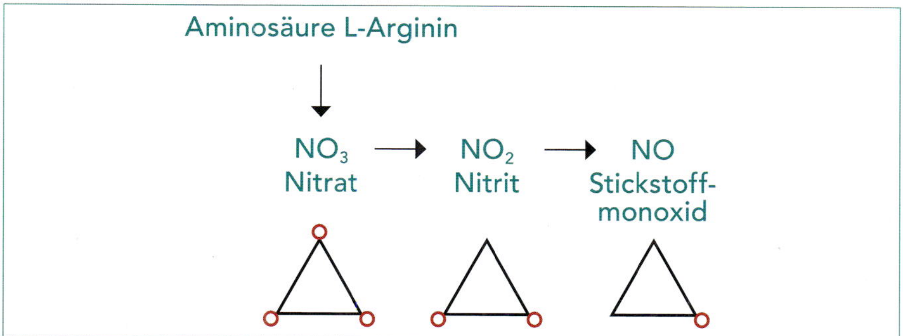

▲ Abb. 6: Entstehung von Stickstoffmonoxid, vereinfachte symbolische Darstellung

Reaktionen des menschlichen Körpers auf Stickstoffmonoxid

Wird Nitrat bzw. Nitrit zu Stickstoffmonoxid (NO) abgebaut, führt das im menschlichen Körper zu zwei leistungssteigernden Reaktionen:

- NO ist ein Botenstoff, der an der Regulation des Blutflusses beteiligt ist. Er sorgt für eine **Weitstellung der Blutgefäße**, die sogenannte Vasodilatation.

Sind die Blutgefäße weiter, herrscht weniger Druck auf den Gefäßen bzw. kann mehr Blut fließen.

- Durch den vermehrten Blutfluss und die bessere Sauerstoffausnutzung ist die oxidative Energiebereitstellung, also die **Zellatmung der Mitochondrien**, verbessert. Folglich wird für die gleiche Belastungsintensität weniger Sauerstoff benötigt, Belastungen können länger ausgehalten werden.

Kritische Betrachtung der Stickstoffmonoxid-Effekte

Der Großteil der vorliegenden Studien wurde mit untrainierten Menschen durchgeführt. Die von NO ausgelösten Effekte fallen bei untrainierten bedeutend größer aus als bei trainierten Sportlern, da die gleichen Anpassungserscheinungen (verbesserte Gefäßweitstellung und Sauerstoffausnutzung) durch Training ebenfalls erreicht werden.

Nitrat stört den **Jodstoffwechsel**. Jod, häufig ein Mangelnährstoff, wird von der Schilddrüse zur Hormonbildung benötigt.
Nitrat und Nitrit werden bei bestimmten Stoffwechselvorgängen zu krebserregenden **Nitrosaminen** umgebaut. Besonders Magen, Darm und Prostata sind dabei gefährdet, deshalb wurde ein ADI (= Acceptable Daily Intake, maximal tolerierbarer Aufnahmewert) für Nitrat von 3,7 mg/kg KG festgelegt. Alle Untersuchungen, die leistungssteigernde Effekte durch Nitrat beschreiben, lagen in ihren Aufnahmewerten **deutlich über** diesem ADI.

10.4.2 Chiasamen

In Mittelamerika zu Hause, von den Mayas und Azteken seit mehr als 5.000 Jahren geschätzt, lange Zeit vergessen und doch schon im 15. Jahrhundert mit der Entdeckung Amerikas nach Europa gekommen. Chiasamen gelten als das Superfood – mittelamerikanische Krieger und Langstreckenläufer aus vorspanischer Zeit verpflegten sich mit Chiasamen.

Der Einsatzbereich heute ist vielfältig: als Topping in Müslis, Puddings, Joghurts, Smoothies, in Brot/Brötchen und anderen Backwaren oder im Salat.

Inhaltsstoffe der Chiasamen (nach Bechthold)		
Nährstoff/Brennwert	**Pro 100 g**	**Pro Portion (15 g = 1 EL)**
Energie	486 kcal	73 kcal
Fett - mehrfach ungesättigte FS	31 g 24 g	5 g 4 g
Kohlenhydrate	42 g	6 g
Eiweiß	17 g	3 g
Ballaststoffe	34 g	5 g
Natrium	16 mg	2 mg
Kalium	407 mg	61 mg
Kalzium	631 mg	95 mg
Magnesium	335 mg	50 mg
Eisen	8 mg	1 mg

Chiasamen im Vergleich zu anderen Lebensmitteln

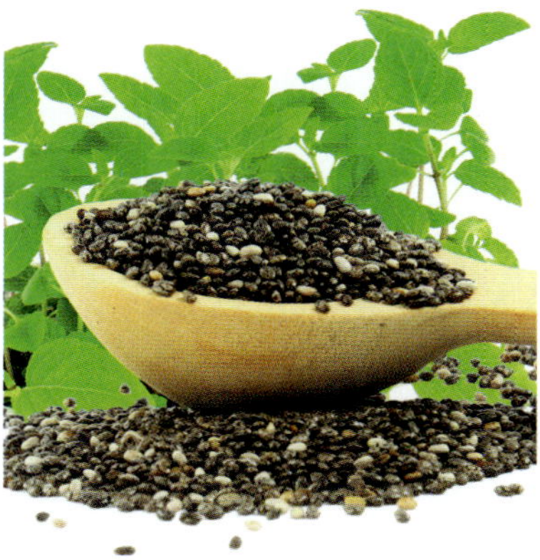

▲ Abb. 7: Chiapflanze und Chiasamen

5-mal mehr Kalzium als Milch, für pflanzliches Eiweiß eine sehr hohe biologische Wertigkeit, 4-mal mehr Eisen als Spinat, 10-mal mehr Omega-3-FS als Lachs, 4-mal so viele Ballaststoffe wie Leinsaat, 15-mal mehr Magnesium als Brokkoli.

Diese vielversprechenden Angaben und Argumente für den Verzehr von Chiasamen wird durch die maximale gesundheitlich unbedenkliche Aufnahmemenge der Europäischen Behörde für Lebensmittelsicherheit von 15 g Chiasamen pro Tag, also ein guter Esslöffel, relativiert.

Chiasamen sind eine Zugabe zu Lebensmitteln, die deren gesundheitlichen Wert steigern, und kein Grundnahrungsmittel.

10.5 Leere Versprechen versus gesicherte Erkenntnisse in der Ernährungsforschung

Zeitungen, Zeitschriften, Internetseiten, Fitness- und Gesundheitsapps lösen durch ihre vielversprechenden Ernährungstipps bei Verbrauchern Unsicherheit aus. „Iss keine Bananen, die machen dick!", „Kohlenhydrate sind ungesund...!", „Wenn man nur Obst und Gemüse isst, purzeln die Pfunde." usw. Dazu noch ein Bild von einem durchtrainierten Model und schon wird diesen Empfehlungen Glauben geschenkt. Derartigen Empfehlungen tritt ein kluger Verbraucher kritisch gegenüber.

Folgende Überlegungen helfen dir, gesicherte Ernährungsempfehlungen von leeren Versprechungen zu unterscheiden:

- Prüfe, ob hinter der Ernährungsempfehlung jemand steht, der mit seinen Empfehlungen ein wirtschaftliches Interesse, z. B. den Verkauf eines Diätgetränks, verfolgt oder sich selbst vermarkten möchte.
- Wird in der Empfehlung vonseiten des Autors auf mögliche Gefahren oder Risiken hingewiesen oder wird die Empfehlung als das bedenkenlose Nonplusultra dargestellt?
- Wie ist das Fachwissen des Autors einzuschätzen? Handelt es sich um einen Mediziner, Biologen oder Trainingswissenschaftler von einer Universität, der in verschiedenen anerkannten Fachzeitschriften immer wieder eine Veröffentlichung seiner Forschungen erreicht? Oder verallgemeinert ein Youtube-Blogger mit dicken Oberarmen seine subjektiven Erfahrungen?
- Berufen sich Autoren auf Studien, dann heißt das nicht zwangsläufig, dass dieser Beitrag eine hohe Qualität hat. Die Qualität einer Studie hängt von vielen Faktoren ab, z. B. der Teilnehmerzahl (werden 8 oder 8.000 Personen untersucht) oder dem Beobachtungszeitraum (2 Tage oder mehrere Jahre). Sogenannte **wissenschaftliche Gütekriterien** sollten stets berücksichtigt werden:
  - Objektivität/Unabhängigkeit: Wird die Studie von einer anderen Person durchgeführt, dann sollte trotzdem das gleiche Ergebnis herauskommen.
  - Validität/Gültigkeit: Misst die Studie auch tatsächlich das, was sie angibt zu messen, oder wird z. B. durch das eingesetzte Verfahren etwas ganz anderes erfasst?
  - Reliabilität/Zuverlässigkeit: Eine hohe Zuverlässigkeit besagt, dass bei einer Wiederholung der Studie das gleiche Ergebnis rauskommt.

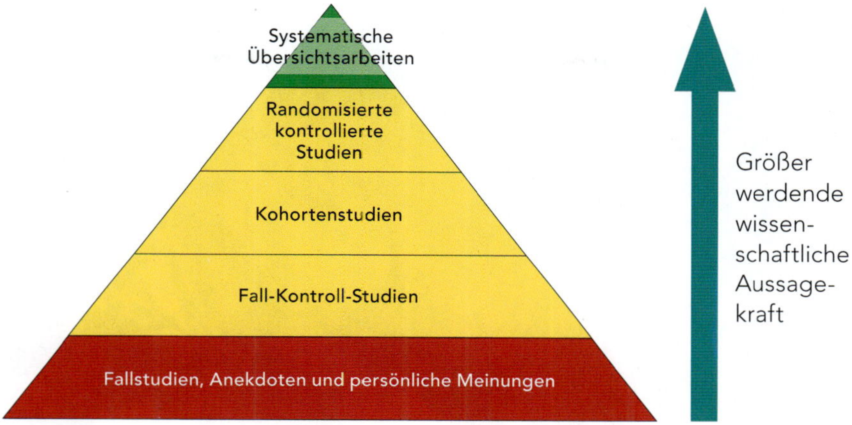

Die Pyramide bildet die verschiedenen Studiendesgins ab. Die **geringste** wissenschaftliche Aussagekraft haben Ideen, Anekdoten und persönliche Meinungen. Meist sind es nur subjektive Beobachtungen, denen keine messbaren Daten zugrunde liegen. **Fallstudien** untersuchen ein bestimmtes gesundheitliches/sportliches Phänomen. Eine zum Vergleich herangezogene Kontrollgruppe gibt es nicht.

Fall-Kontroll-Studien bestehen aus zwei Gruppen. Eine Fallgruppe (z. B. verletzte Probanden) wird mit einer Kontrollgruppe (gesunde Probanden) verglichen. Dabei sollten sich die Probanden beider Gruppen ähneln (z. B. Alter, Geschlecht, Sportart, Leistungsniveau).

Kohortenstudien untersuchen bei einer festen Personengruppe in einem bestimmten Zeitraum eine bestimmte Fragestellung (z. B. Reduktion des Körperfettanteils bei einem 8-wöchigen Ausdauertrainingsprogramm bei 20 bis 25 Jahre alten Männern).

In **randomisierten kontrollierten Studien** werden sowohl eine Experimentalgruppe (z. B. Gabe eines NEMs) als auch ein Kontrollgruppe (z. B. Gabe eines Placebos) untersucht. Die Gruppenzugehörigkeit erfolgt nach dem Zufallsprinzip (randomisiert).

In **systematischen Übersichtsarbeiten** werden die Ergebnisse **mehrerer** Studien zu **einer Fragestellung** verglichen, ausgewertet und zusammengefasst. Die Aussagekraft ist sehr hoch.

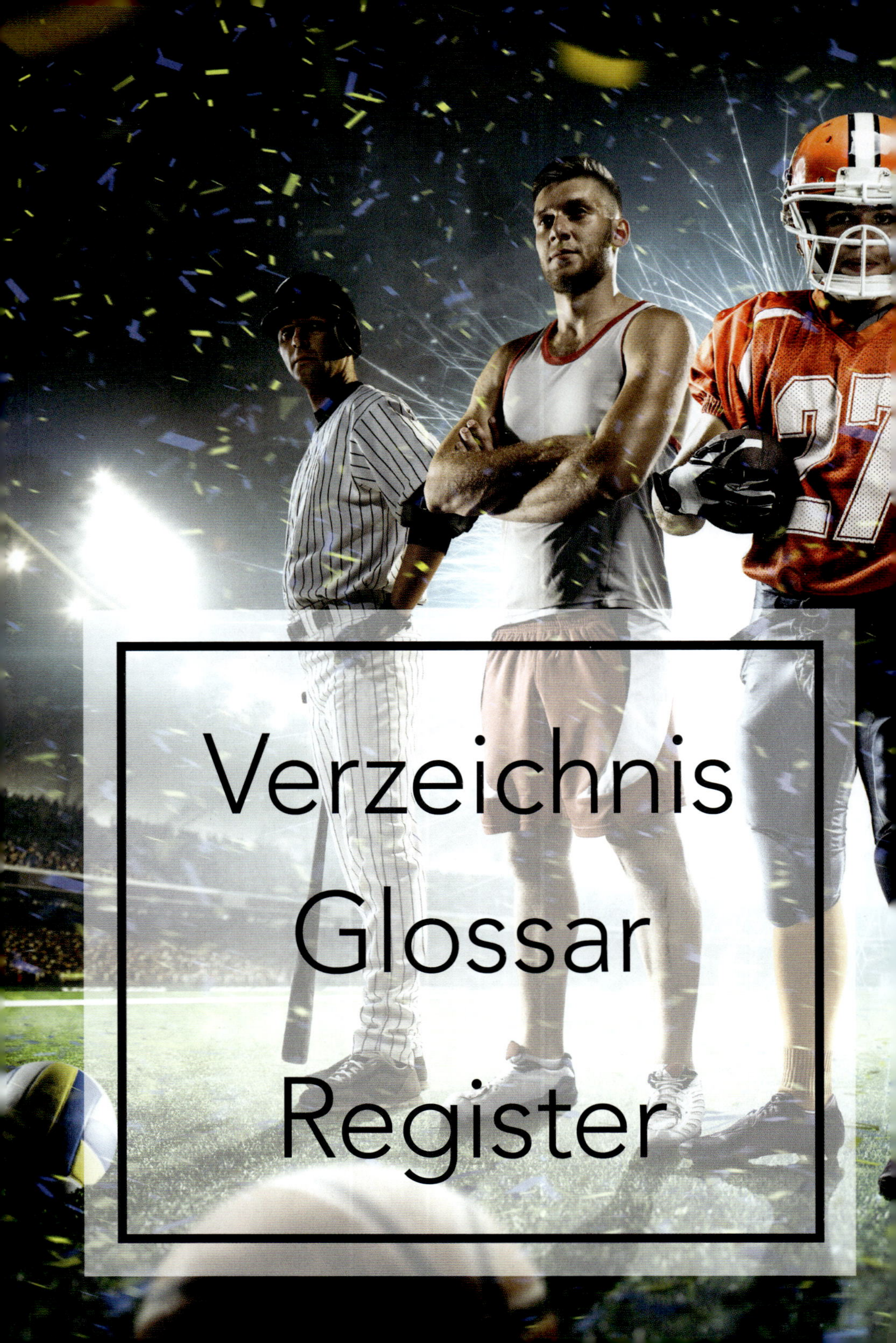

Verzeichnis
Glossar
Register

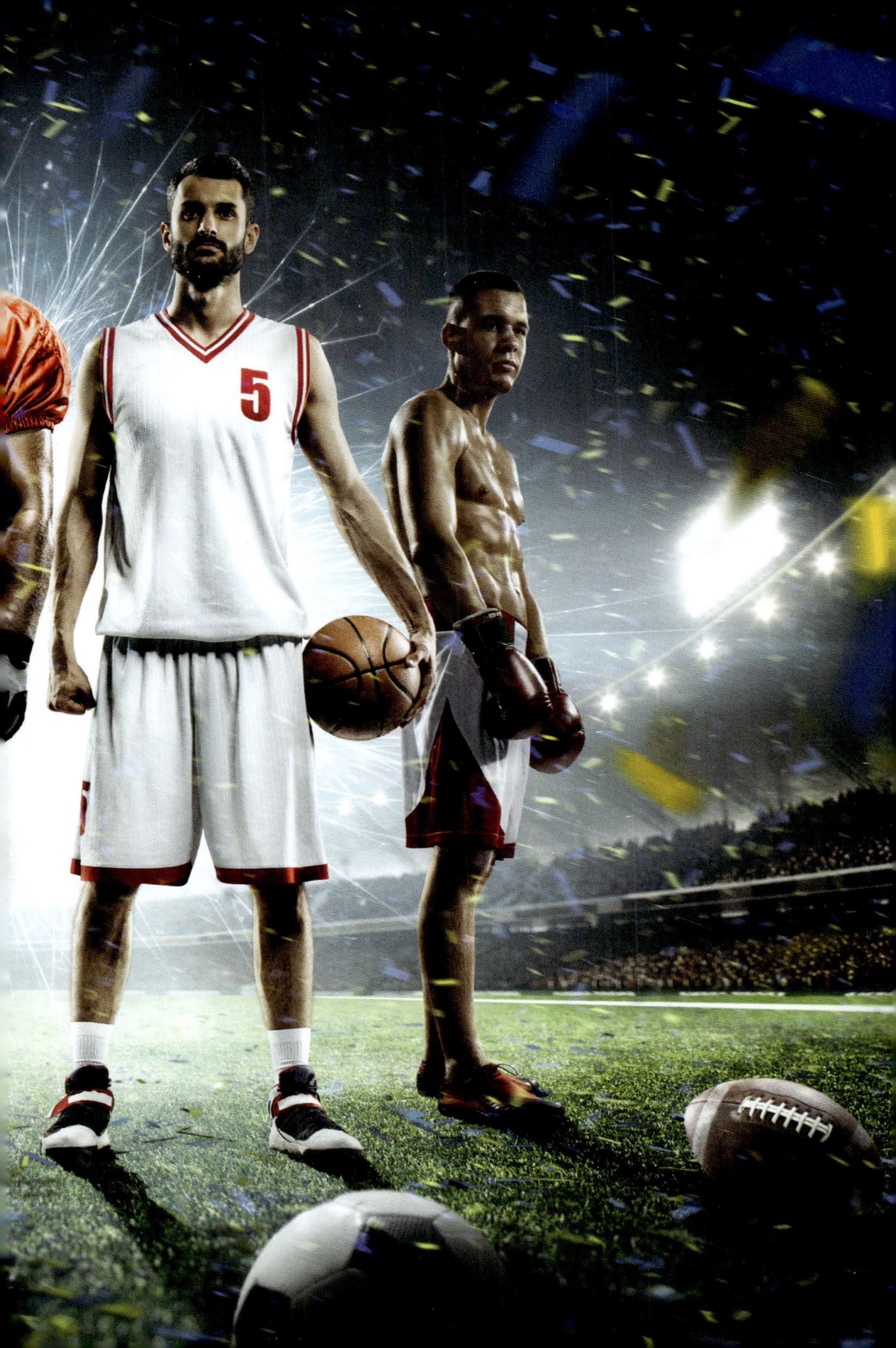

Literatur- und Quellenverzeichnis

Bücher:

Geiß, Kurt-Reiner; Hamm, Michael: Handbuch Sportlerernährung. 8. Auflage, Reinbek bei Hamburg: Rowohlt Taschenbuch Verlag, rororo sport, 2006.

Greenhaff, P. L.; Hultman, E.; Harris, R. L.: In: Poortmans, J. R. (ed.) Principles of Exercise Biochemistry. Basel: Karger, S. 109–151, 2004.

Gröber, Uwe: Metabolic Tuning statt Doping. Mikronährstoffe im Sport. 1. Auflage, Stuttgart: S. Hirzel Verlag, 2008.

Hamm, Michael; Ogielda, Jakob: Das Praxisbuch der Sportlerernährung. 1. Auflage, München: riva Verlag, 2015.

Huppelsberg, Jens; Walter, Kerstin: Kurzlehrbuch Physiologie. 4. Auflage, Stuttgart: Thieme Verlag, 2013.

Konopka, Peter: Sporternährung: Grundlagen, Ernährungsstrategien, Leistungsförderung. 14. Auflage, München: BLV Buchverlag, 2013.

Leitzmann, Claus; Keller, Markus; Hahn, Andreas: Alternative Ernährungsformen. 2. Auflage, Stuttgart: Hippokrates Verlag, 2005.

von Loeffelholz, Christian: Ernährungsstrategien in Kraftsport & Bodybuilding. Optimaler Muskelaufbau, beschleunigter Fettabbau, gesteigerte Kraftleistung. 9. Auflage, Arnsberg: Novagenics-Verlag, 2015.

Pauli, Claudia; Girreßer, Ursula: Ausdauersport und Ernährung. 2. Auflage, Aachen: Meyer & Meyer Verlag, 2015.

Raschka, Christoph; Ruf, Stephanie: Sport und Ernährung. Wissenschaftlich basierte Empfehlungen, Tipps und Ernährungspläne für die Praxis. 2. Auflage, Stuttgart: Thieme, 2015.

Weineck, Anka; Weineck, Jürgen: Leistungskurs Sport, Band 1, sportbiologische und trainingswissenschaftliche Grundlagen, 8. Auflage, Kunreuth: Sportbuch- und Medienverlag Weineck, 2010.

Weineck, Jürgen: Optimales Training. Leistungsphysiologische Trainingslehre unter besonderer Berücksichtigung des Kinder- und Jugendtrainings. 16. Auflage, Balingen: Spitta Verlag, 2012.

Weineck, Jürgen: Sportanatomie. 18. Auflage, Balingen: Spitta Verlag, 2012.

Examensarbeit:

Eggert, Sebastian: Coffein im Ausdauersport. Westfälische Wilhelms-Universität Münster, 2011.

Zeitschriftenartikel:

Bechthold, Angela: Chiasamen. Präkolumbisches Grundlebensmittel und modernes Novel Food. In: Ernährungs Umschau, Nr. 3, 62. Jahrgang (März 2015), S. S9–S12.

Gallagher, d.; Hemsfield, s. b.; Heo, m.; Jebb, s. a.; Murgatroyd, p. r.; Sakamoto, y.: Healthy percentage body fat ranges: an approach for developing guidelines based on body mass index. In: The American Journal of Clinical Nurtition, September 2000, S. 694–701.

König, D.; Carlsohn, A.; Braun, H.; Grosshauser, M.; Lampen, A.; Mosler, S.; Niess, A.; Schäbethal, K.; Schek, A.; Virmani, K.; Ziegenhagen, R.; Heseker, H.: Positionspapier: Proteinzufuhr im Sport. In: Ernährungs Umschau international, 7/2020.

VZ Sachsen: Ernährung im Fokus, 16. Jahrgang, Ausgabe November/Dezember 11–12 2016, S. 308.

Bildquellenverzeichnis

Deutsche Gesellschaft für Ernährung e. V., Bonn: S. 13

dpa-Picture-Alliance GmbH, Frankfurt am Main: S. 128/1 (Charles Baus/ ZUMAPRESS); 128/2 (AP Photo/Marco Garcia); 146 (dpa Infografik)

Eggert, Sebastian, Krefeld: S. 91/1,2; 118/2

Fotolia Deutschland, Berlin, © www.fotolia.de: S. 9/l (Hein Nouwens); 41 (dinostock); 42 (7activestudio); 46/1 (fotomek); 82 (bit24); 84 (bit24); 85 (Africa Studio); 91/3,4; 98/1,2 (bit24); 99 (Africa Studio); 101 (peshkova); 108 (fotohansel); 119/1 (wgatkinson); 120 (bit24); 121/1 (bit24),2 (Africa Studio); 152 (itakdalee); 155 (Anna Kucherova)

iStockphoto, Berlin: S. 6 (GlobalStock); 9/1 (simonkr); 14 (Tijana87); 17/2 (Wavebreakmedia),3 (SolisImages), 4 (Maridav); 24 (egal); 54/1 (Oktay Ortakcioglu),2 (Petr_Joura); 65 (Razvan); 73 (sportpoint); 83/1 (eranicle); 89 (jeffbergen); 100 (Mikolette); 114 (Dejan Djordjevic); 118/1 (ht:aarrows); 119/2 (saintho),3 (Matt_Brown),4 (nattrass); 123 (eranicle); 124 (Juanmonino); 125 (kathykonkle); 126 (xefstock); 129 (pop_jop); 130 (petrenkod); 132 (tamsindove)

Krausen, Scott, Mönchengladbach: S. 33/3–5; 35; 49; 61; 72/1-3; 77; 97/1-3; 111; 112; 134; 141; 150

Leifheit AG, Nassau: S. 50/1

mauritius images GmbH, Mittenwald: S. 52 (Science Source); 66 (imageBROKER/ Jochen Tack)

OKAPIA KG Michael Grzimek & Co., Frankfurt am Main: S. 131 (Biophoto Associates)

Per Medien+Marketing GmbH, Braunschweig: S. 137

Shutterstock Images LLC, New York, USA: S. 8 (silvae); 9/a (Shutter Heaven T), b (D-sign Studio 10),c (graficriver_icons_ logo),d (Iconshow),e (tulpahn),f (Aha-Soft), g (bioraven),h (FKVT),i (tulpahn),j (Luqman Hakiim),k (bioraven),m (Hein Nouwens), n (bioraven); 10 (mr.Timmi); 12 (Bojanovic); 17/1 (SpeedKingz); 21 (Bojanovic); 36 (stihii); 37 (stihii); 38 (Bokica); 44 (Dim Dimich); 46/2-3 (NoPainNoGain); 47 (Designua); 50/2 (Sergey Yechikov),3 (pogonici); 56 (lassedesignen); 59/1 (Maridav), 2 (antoniodiaz); 60 (Bojanovic); 63 (Ollyy); 64 (Ollyy); 68/1 (somersault1824), 2 (stockshoppe),3 (somersault1824); 70 (Bokica); 76 (Nelia Sapronova); 78 (lzf); 83/3 (NoPainNoGain); 87 (Bojanovic); 90 (CLIPAREA I Custom media); 92 (alessandro guerriero); 102 (Mintybear); 104 (Sidarta); 105 (mr.Timmi); 107 (Jasminko Ibrakovic); 113 (Designua); 116 (Gabriele Maltinti); 122 (Bojanovic); 142 (rsooll); 147 (9Gawin); 149 (onot); 157 (govindji); 160–161 (Eugene Onischenko)

Swiss Sports Nutrition Society, Worb, Schweiz: S. 15

Thinkstock by getty images, München: S. 48/1–6; 83/2 (blueringmedia)

Glossar

A

Abkochen

Dies ist eine kritisch zu betrachtende Methode der kurzfristigen Gewichtsreduktion bei Sportarten mit Gewichtsklassen. Dabei wird versucht, möglichst viel Körpergewicht in Form von Körperwasser zu verlieren, um in eine niedrigere Gewichtsklasse zu gelangen. Der Wasserverlust wird mittels Sport in wärmeisolierender Bekleidung, Saunagängen und Diuretika hervorgerufen.

ADI-Wert

steht für Acceptable Daily Intake (= erlaubte Tagesdosis einer Substanz). Ein Maß für die Menge einer Substanz, die mit größter Wahrscheinlichkeit gesundheitlich unbedenklich ist.

ADP, Adenosindiphosphat

Eine energieärmere Verbindung als ATP, kann unter Verbrauch von Energie aus den Nährstoffen zu ATP aufgebaut werden.

aerob

ist das Gegenteil von anaerob und steht für das Vorhandensein von Sauerstoff in Stoffwechselvorgängen, auch Oxidationsprozesse genannt. Mit Sauerstoff können in den Muskelzellen des Sportlers Fettsäuren und Glucose zur Energiegewinnung genutzt werden.

Aktin

ist ein Eiweißteilchen, bildet gemeinsam mit Myosin und den Z-Scheiben das Sarkomer, die kleinste funktionale Einheit des Skelettmuskels. Bei der Muskelkontraktion gleiten Aktin und Myosin unter Energieverbrauch ineinander über und lösen so das Zusammenziehen des Muskels aus.

Aminosäure (AS)

Kleinster Baustein der Eiweiße, 23 körpereiweißbildende Aminosäuren sind für den Menschen von Bedeutung. Chemischer Aufbau der AS: eine Carboxyl-, eine Aminogruppe, ein Wasserstoff-, ein Kohlenstoffteilchen und ein Rest.

anaerob

ist das Gegenteil von aerob, steht für das Fehlen von Sauerstoff in Stoffwechselvorgängen. Ohne Sauerstoff können in den Muskelzellen des Sportlers Kreatinphosphat und Glucose für eine sehr kurze bis kurze Zeit zur Energiegewinnung genutzt werden.

antioxidativ

Antioxidatien haben die Fähigkeit freie Radikale, die bei Oxidationsprozessen im Stoffwechsel entstehen, unschädlich zu machen. Dies schützt vor Zellalterung.

ATP, Adenosintriphosphat

ist eine energiereiche Verbindung, die für die Muskelkontraktion benötigt wird, bestehend aus Adenin (Nukleinbase), Ribose (Zucker) und 3 Phosphatteilchen.

Ausdauer

Ausdauer wird definiert als die psychische und physische Widerstandsfähigkeit gegen lang anhaltende Belastungen sowie die schnelle Wiederherstellungsfähigkeit (Erholung) nach der Belastung.

B

Base

ist das Gegenteil einer Säure, liegt im pH-Wert-Bereich von 7–14. Hierbei liegen mehr basisch wirkende Hydroxid-Ionen (OH^-) als sauer wirkende Oxonium- (H_3O^+) und Wasserstoff-Ionen (H^+) vor.

basische Ernährung

Diese alternative Ernährungsform stellt den Säure-Basen-Haushalt in den Mittelpunkt ihrer Ernährungsempfehlungen. Lebensmittel, die Blut, Bindegewebe und Urin „übersäuren" werden gemieden. Basisch wirkende Lebensmittel machen den Hauptteil der Nahrung aus.

Basisernährung

Synonym für die von der Deutschen Gesellschaft für Ernährung e. V. definierte vollwertige Ernährung (10 Regeln der DGE).

BCAA

Branched-**c**hain **A**mino **A**cids sind verzweigtkettige Aminosäuren. Es gibt drei: Isoleucin, Leucin und Valin. Sie sind essenziell.

Belastungsnormative

auch Komponenten der Trainingsbelastung genannt: Reizintensität, -dichte, -dauer, -häufigkeit, -umfang, -komplexität.

bioaktive Substanzen

Dies sind Bestandteile von Lebensmitteln, die zwar nicht lebensnotwendig sind, jedoch positive gesundheitliche Wirkungen für den Sportler haben. Ballaststoffe und sekundäre Pflanzenstoffe gehören zu den bioaktiven Substanzen.

biologische Wertigkeit (BW)

Sie besagt, wie viel Gramm Körpereiweiß aus 100 g Nahrungseiweiß gebildet werden kann. Je höher die BW eines Lebensmittels, umso mehr Körpereiweiß kann gebildet werden. Die biologische Wertigkeit von Vollei wurde als 100 % festgelegt.

Brennwert

Er besagt, wie viel Energie (kcal, kJ) in einem Lebensmittel enthalten ist. Diese Energie wird vom Körper für alle Formen der Aktivität genutzt oder in Form von Körperfett eingespeichert.

Blutzuckerspiegel

Er besagt, wie viel Glucose sich im Blut befindet. Im Wesentlichen wird er durch zwei Hormone geregelt: Insulin und Glucagon.

C

Carboloading

meint das Auffüllen der Kohlenhydratspeicher mittels kohlenhydratreicher Lebensmittel in der Vorwettkampfphase.

D

Dehydration

Bei der Dehydration ist der Körper unzureichend mit Wasser/Flüssigkeit versorgt, schlimmstenfalls folgt daraus der Tod.

DGE

Die Deutsche Gesellschaft für Ernährung e. V. leitet Ernährungsempfehlungen für die Allgemeinbevölkerung aus wissenschaftlichen Erkenntnissen ab.

E

Energiebereitstellung

Es gibt drei verschiedene Arten der Energiebereitstellung: aerob, anaerob laktazid, anaerob alaktazid. Die Energiebereitstellung beschreibt den gesamten Prozess der ATP-Gewinnung aus den Energieträgern (KrP, KH, F, EW).

Energieflussrate

Sie besagt, wie viel Energie in einer bestimmten Zeiteinheit zur Wiederherstellung von ATP genutzt werden kann.

A B C D E F G H I J K L M N O P Q R S T U V W X Y Z

Enzyme

sind Eiweiße und wirken als biochemischer Katalysator. Sie beschleunigen chemische Stoffwechselvorgänge, z. B. bei der Energiegewinnung oder der Verdauung. Sie leisten sozusagen Starthilfe, indem sie die Verstoffwechslung der Substrate erleichtern.

Ergänzungswertigkeit

Man spricht davon, wenn sich die limitierenden Aminosäuren zweier gemeinsam verzehrter Lebensmittel gegenseitig ergänzen, sodass eine höhere biologische Wertigkeit entsteht.

ergogen

heißt Arbeitskraft erzeugend. Diese Substanzen, Methoden oder Therapien steigern die Leistung über das durch Training und Talent erreichbare Niveau.

F

Faszien

sind vielschichtige Hüllen aus Bindegewebe, die den Muskel aber auch andere Organe ummanteln. Sie können z. B. Bewegungsenergie aufnehmen und abgeben, Reize und Schmerzen weiterleiten.

FT-Fasern

auch Fast-Twitch-Fasern genannt, sind dicke, helle Muskelfasern, die sich sehr schnell zusammenziehen können. Sie sind sehr gut für die anaerobe Energiegewinnung ausgerüstet und werden hauptsächlich bei schnellkräftigen, hoch intensiven Belastungen eingesetzt.

G

Gewichtmachen

ist eine kritisch zu betrachtende Methode der Gewichtsreduktion in Sportarten mit Gewichtsklassen. Es wird angewandt, um in eine niedrigere Gewichtsklasse zu gelangen. Zu lasten der maximalen Leistungsfähigkeit wird dabei der Körperwasseranteil gesenkt.

Glucagon

ist ein Hormon, dessen Hauptaufgabe die Erhöhung des Blutzuckerspiegels ist.

Glucose

auch Traubenzucker genannt, ist ein Einfachzucker, der v. a. in süßen Lebensmitteln vorkommt. Glucose kann auch zu Vielfachzuckern aufgebaut werden.

glykämischer Index

beschreibt die Wirkung von kohlenhydrathaltigen Lebensmitteln auf den Blutzuckerspiegel. Bei einem hohen glykämischen Index, der z. B. bei Süßigkeiten gegeben ist, steigt der Blutzuckerspiegel stark an.

Glykogen

Speicherform der Kohlenhydrate, wird in Leber- und Skelettmuskelzellen gespeichert. Dient als Energiespeicher und zur Regulation des Blutzuckerspiegels.

Glykolyse

ist eine Reaktionskette im Energiestoffwechsel, bei der Einfachzucker zu Bildung von ATP abgebaut werden. Sie kann sowohl aerob als auch anaerob ablaufen.

H

Hydrationsstatus

Er besagt, wie gut der Körper bewässert ist. Ein guter Hydrationsstatus ist erreicht, wenn sowohl in den Körperzellen als auch im extrazellulären Bereich ausreichend Wasser und Mineralstoffe vorhanden sind.

hyperton
Ein Getränk ist hyperton, wenn die Konzentration der Teilchen (v. a. Kohlenhydrate und Mineralstoffe) im Getränk größer ist als die des Bluts. Diese Eigenschaft ist bei Sportgetränken ungünstig, da das Getränk im Darm zunächst mit körpereigenem Wasser verdünnt werden muss.

hypoton
Ein Getränk ist hypoton, wenn die Konzentration der Teilchen (v. a. Kohlenhydrate und Mineralstoffe) im Getränk geringer ist als die des Bluts. Diese Eigenschaft ist bei Sportgetränken nicht optimal, da verloren gegangene Mineralstoffe fehlen.

I

Insulin
ist ein Hormon, dessen Hauptaufgabe die Senkung des Blutzuckerspiegels ist.

intramuskuläre Koordination
Meint das Zusammenspiel von einem Nerven und der vom Nerv aktivierten Muskelfasern eines Muskels. Bei einer guten intramuskulären Koordination kann eine Nervenzelle mehr Muskelfasern eines Muskels aktivieren als bei einer schlechten intramuskulären Koordination.

intermuskuläre Koordination
Meint das Zusammenspiel verschiedener Muskeln, die an einer Bewegung beteiligt sind. Agonist und Antagonist arbeiten bei einer guten intermuskulären Koordination besser/flüssiger zusammen.

isoton
Ein Getränk ist isoton, wenn die Konzentration der Teilchen (v. a. Kohlenhydrate und Mineralstoffe) im Getränk der des Bluts entspricht. Diese Eigenschaft ist bei Sportgetränk erwünscht, da sie den Bewässerungsstatus im Körper schnell und nachhaltig verbessern.

K

Körperbauindize
Körperbauindizes sind Absolut-, aber auch Relativmaße, bei denen bestimmte Werte (z. B. Körpergröße, -gewicht, Bauch- oder Hüftumfang) zueinander in Beziehung gesetzt werden, um gesundheitliche Normbereiche und gesundheitsgefährdende Abweichungen vom Normbereich festzulegen.

Kreatinphosphat (KrP)
ist eine energiereiche, im Muskel gespeicherte Verbindung, die den Aufbau von ADP zu ATP für intensive Belastungen bis zu 10 Sekunden ermöglicht.

L

Low-Carb-Ernährung
ist eine alternative Kostform, bei der der Kohlenhydratanteil mengenmäßig deutlich unter den Empfehlungen der DGE liegt.

Lipolyse
beschreibt den Abbau von Nahrungsfetten. Dabei werden die Fettsäuren vom Glycerinteilchen getrennt. Die Fettsäuren stehen dann der Energiegewinnung zur Verfügung. Das Gegenteil der Lipolyse ist die Lipogenese, dabei werden Fette aufgebaut.

M

Makronährstoffe
Hierzu zählen die Energie liefernden Nährstoffgruppen der Kohlenhydrate, Fette und Eiweiße.

Mikronährstoffe
Hierzu zählen die nicht Energie liefernden Nährstoffe Vitamine und Mineralstoffe.

A B C D E F G H I J K L M N O P Q R S T U V W X Y Z

Mitochondrium
Es ist das Kraftwerk der Zelle. Hier wird die Energie aus der Nahrung soweit umgewandelt bis sie zum Aufbau von ATP für die Muskeltätigkeit vorliegt.

Myosin
ist ein Eiweißteilchen, es bildet gemeinsam mit Aktin und den Z-Scheiben das Sarkomer, die kleinste funktionale Einheit des Skelettmuskels.

N

Nahrungsergänzungsmittel (NEM)
sind Konzentrate von Nährstoffen oder sonstigen Stoffen mit ernährungsspezifischer oder physiologischer Wirkung. Sie werden in unterschiedlichen Darreichungsformen angeboten und dienen der Ergänzung der allgemeinen Ernährung.

Nitrosamine
Dies sind chemische Verbindungen, die eine Krebs erregende Wirkung entfalten können. Sie können entstehen, wenn nitrat- bzw. nitrithaltige Lebensmittel gegessen werden.

Nüchterntraining
Dies ist eine Trainingsmethode, bei der das Training mit entleerten Kohlenhydratspeichern durchgeführt wird, um die Energiegewinnung aus Fettsäuren zu verbessern. Diese Trainingsmethode ist aus gesundheitlicher Perspektive bedenklich und sollte nur von erfahrenen Ausdauersportlern angewandt werden.

O

Omega-3-Fettsäuren
Dies sind mehrfach ungesättigte Fettsäuren, die sich positiv auf das Herz-Kreislauf-System auswirken können. Omega-3-Fettsäuren kommen v. a. in fettreichem Seefisch vor.

P

PAL-Wert
Das Physical Activity Level ist ein Faktor, der die körperlicher Aktivität widerspiegelt. Dieser Wert dient der Berechnung des Leistungsumsatzes.

pH-Wert
Er beschreibt, ob eine wässrige Lösung, z. B. Blut, sauer oder basisch ist. Der pH-Wert wird auf einer Skala von 0–14 angegeben. 0–7 ist der saure Bereich, 7 ist neutral, 7–14 der basische Bereich.

Puffersystem
Verschiedene Puffersysteme regulieren den Säure-Basen-Haushalt des menschlichen Körpers, sodass der pH-Wert des Bluts im optimalen Bereich gehalten wird.

S

Säure
Eine Säure liegt im pH-Wert-Bereich von 0–7, hierbei liegen mehr sauer wirkende Oxonium- (H_3O^+) und Wasserstoff-Ionen (H^+) als basisch wirkende Hydroxid-Ionen (OH^-) vor.

sensitive Phase
Sensitive Phasen der Entwicklung im Kindes- und Jugendalter sind Phasen, in denen gewisse sportmotorische Leistungsfaktoren besonders gut trainierbar sind.

SGE
Die Schweizer Gesellschaft für Ernährung hat u. a. eine Ernährungspyramide für Sportler/innen entwickelt.

Sport
bezeichnet die körperliche Aktivität. Es gibt vier Ausprägungsformen: Gesundheits-, Breiten-, Leistungs- und Hochleistungssport.

Sporternährung
ist eine spezielle Ernährung, die auf sportliche Betätigung bzw. körperliche Belastung ausgerichtete ist.

sportmotorisches Anforderungsprofil
Es beschreibt, wie wichtig die einzelne Beanspruchungsform (Kraft, Ausdauer, Schnelligkeit, Beweglichkeit, Koordination) für den Erfolg in einer Sportart ist.

ST-Fasern
auch Slow-Twitch-Fasern genannt, sind rötlich-dunkle, dünne Muskelfasern, die sich eher langsam zusammenziehen und sehr gut für den aeroben Stoffwechsel ausgerüstet sind. Sie werden hauptsächlich bei ausdauernden, niedrig intensiven Belastungen eingesetzt.

Superkompensation
Dies ist ein theoretisches Grundlagenmodell, das erklärt, dass die sportliche Leistungsfähigkeit nach einem Belastungsreiz und darauffolgender ausreichender Erholung, sich über das ursprüngliche Ausgangsniveau steigern kann.

Supplementierung
Dies ist die gezielte Nahrungsergänzung bestimmter Nährstoffe. Sie ersetzt die Basis- und Sporternährung nicht, sondern ergänzt diese ggf.

V

Vegetarismus
ist eine Ernährungsform, bei der überwiegend bis ausschließlich pflanzliche Lebensmittel gegessen werden. Dabei unterscheidet die Ausprägungsform, welche tierischen Lebensmittel erlaubt sind.

VO_2max
ist ein Kriterium zur Bewertung der Ausdauerleistungsfähigkeit. Es gibt an, wieviel Sauerstoff der Körper bei Ausbelastung pro Minute verwerten kann. Dieser Wert kann absolut oder relativ zum Körpergewicht angegeben werden.

W

Wasserbilanz
Dies ist das Verhältnis von Wasseraufnahme zu Wasserabgabe. Ziel des Flüssigkeitshaushalts sollte eine positive Wasserbilanz sein, d. h., es wird mehr Flüssigkeit aufgenommen als abgegeben.

Sachwortverzeichnis

H

I

J

K

L

M

N

O

P